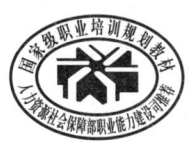

国家职业技能等级认定培训教材——合编版

老年人能力评估师

（基础知识）

人力资源社会保障部教材办公室　组织编写

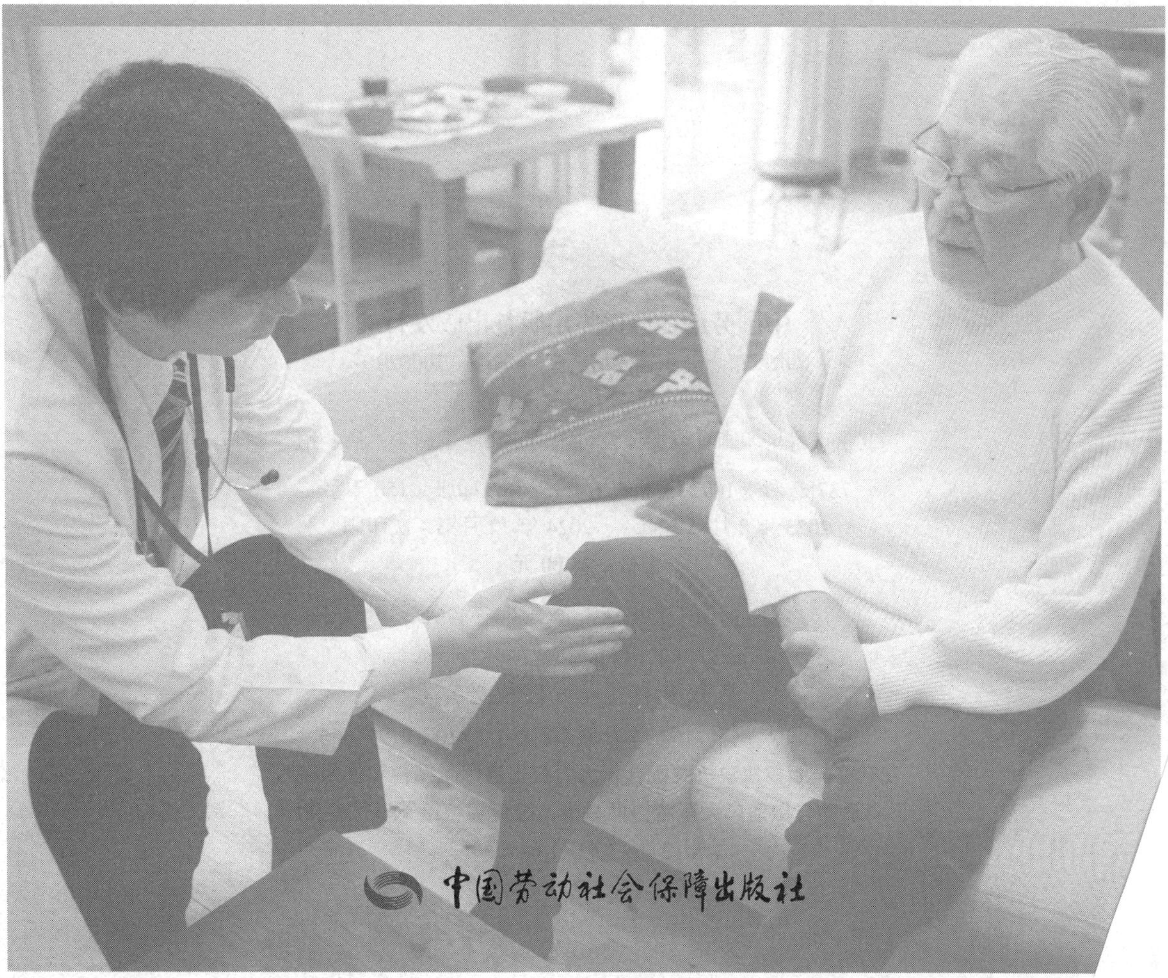

中国劳动社会保障出版社

图书在版编目（CIP）数据

老年人能力评估师：基础知识 / 人力资源社会保障部教材办公室组织编写. -- 北京：中国劳动社会保障出版社，2023
国家职业技能等级认定培训教材：合编版
ISBN 978-7-5167-5915-8

Ⅰ.①老…　Ⅱ.①人…　Ⅲ.①老年人-健康状况-评估-职业技能-鉴定-教材　Ⅳ.①R161.7

中国国家版本馆 CIP 数据核字（2023）第 111233 号

中国劳动社会保障出版社出版发行

（北京市惠新东街 1 号　邮政编码：100029）

*

北京市科星印刷有限责任公司印刷装订　新华书店经销
787 毫米 ×1092 毫米　16 开本　8.5 印张　150 千字
2023 年 8 月第 1 版　2024 年 12 月第 4 次印刷
定价：25.00 元

营销中心电话：400-606-6496
出版社网址：http://www.class.com.cn

版权专有　　　侵权必究

如有印装差错，请与本社联系调换：（010）81211666
我社将与版权执法机关配合，大力打击盗印、销售和使用盗版图书活动，敬请广大读者协助举报，经查实将给予举报者奖励。
举报电话：（010）64954652

编审委员会

主　　任　孟　文
副 主 任　刘作林　林永宁　张　鹏　陈玉红
委　　员　李元富　周　志　陈　伟　王兴红　瞿　佳
　　　　　　舒　浩　池俊萌　张　伟　舒　适　秦　磊

编写人员

主　　编　孟　文
执行主编　陈玉红
副 主 编　宋晓玲　赵小娟　邓晓莉　周　鹜　张智慧
　　　　　　温　权　张铭远　孙百顺
参　　编　宋　虹　耿　瑶　刘蓬欣　罗小琴　汤　婷
　　　　　　王　丹　张　凯　李天春　郭　川　李锡春
　　　　　　罗明理　曾良帮　曾雪梅　陈春梅　陈　涛
　　　　　　罗凝春　邱学青　陈　甫　郑　奇　桂梦岚
　　　　　　刘　智　李克菊　王　伟　李苗苗　文　璐
　　　　　　王玉蓉

前 言

为贯彻落实中共中央、国务院《关于分类推进人才评价机制改革的指导意见》精神，推动老年人能力评估师职业培训和职业技能等级认定工作的开展，推行职业技能等级制度，推进实施职业技能提升行动，人力资源社会保障部教材办公室组织有关专家编写了老年人能力评估师国家职业技能等级认定培训教材——合编版。

本套教材依据相关国家职业技能标准、结合岗位工作实际编写，内容上体现"以职业活动为导向、以职业能力为核心"的指导思想，突出职业技能等级认定培训特色；结构上针对老年人能力评估师职业活动领域，按照职业功能模块分级别编写。

本书是老年人能力评估师国家职业技能等级认定培训教材——合编版中的一种，适用于三级、二级、一级老年人能力评估师的培训，是国家职业技能等级认定培训推荐用书。

本书在编写过程中得到了成飞医院、四川大学华西医院、成都市第八人民医院、北京嘉禾妇儿医院、丝路培文（北京）职业教育咨询集团等单位的大力支持，在此一并表示感谢。由于时间仓促，不足之处在所难免，欢迎提出宝贵意见和建议。

人力资源社会保障部教材办公室

目 录

第一章 老年人能力评估师职业概况 ………………………………… 1
第一节 老年人能力评估师的职业道德 ……………………………… 1
第二节 老年人能力评估师的职业素养 ……………………………… 3
第三节 老年人能力评估师的责任与义务 …………………………… 5

第二章 老年人能力评估基础知识 …………………………………… 7
第一节 老年人能力评估量表 ………………………………………… 7
第二节 老年人能力评估工具应用 …………………………………… 19
第三节 老年人能力综合评估报告撰写规范 ………………………… 21
第四节 老年人能力维护与康复 ……………………………………… 26
第五节 老年人能力评估工作风险管控 ……………………………… 29

第三章 老年医学基础知识 …………………………………………… 32
第一节 老年综合评估基础知识 ……………………………………… 32
第二节 老年常见病 …………………………………………………… 38
第三节 老年人慢性病管理 …………………………………………… 47
第四节 老年人用药管理 ……………………………………………… 50
第五节 老年人健康教育 ……………………………………………… 55
第六节 老年人安全防护与应急处理 ………………………………… 58
第七节 老年人辅助器具配置及适老化改造 ………………………… 63

第四章　康复学基础知识 … 72
　第一节　生活自理能力康复训练 … 72
　第二节　认知功能康复训练 … 78
　第三节　听力语言障碍康复训练 … 80
　第四节　中西医结合康复治疗 … 82

第五章　其他相关知识 … 85
　第一节　老年心理学相关知识 … 85
　第二节　老年社会学相关知识 … 93
　第三节　信息学相关知识 … 96
　第四节　医学伦理学相关知识 … 97
　第五节　语言和非语言沟通相关知识 … 100
　第六节　计算机应用相关知识 … 103

第六章　安全常识 … 105
　第一节　消防安全常识 … 105
　第二节　人身安全常识 … 108
　第三节　公共安全常识 … 108

第七章　相关法律、法规知识 … 111
　第一节　《中华人民共和国老年人权益保障法》相关知识 … 111
　第二节　《中华人民共和国劳动法》相关知识 … 113
　第三节　《中华人民共和国劳动合同法》相关知识 … 114
　第四节　《中华人民共和国民法典》相关知识 … 116
　第五节　《中华人民共和国基本医疗卫生与健康促进法》相关知识 … 119
　第六节　《中华人民共和国社会保险法》相关知识 … 121
　第七节　《中华人民共和国消防法》相关知识 … 122

参考文献 … 125

第一章

老年人能力评估师职业概况

第一节 老年人能力评估师的职业道德

一、道德概述

道德是人们对于自身所依存社会关系的一种自觉反映形式，是依靠教育、舆论和人们内心信念的力量调整人们相互之间的观念、原则、规范、准则等的总和。道德的性质、作用和发展变化都与一定的社会基础相适应。因此，不同的历史发展阶段，基于不同的生产力水平而形成的不同性质的生产关系，产生了不同的道德类型。

1. **道德的含义**

党的二十大报告指出，实施公民道德建设工程，弘扬中华传统美德，加强家庭家教家风建设，加强和改进未成年人思想道德建设，推动明大德、守公德、严私德，提高人民道德水准和文明素养。道德是思想意识和行为规范的统一，属于上层建筑。道德是任何人都要懂得并需要具备的基本素质。从某种意义上说，评价一个人是不是一个合格的社会主义公民，首先要看其有没有基本的道德修养和职业道德。

2. **道德的构成**

在日常生活中，人们经常说这种行为是高尚的，那种行为是卑鄙的；这个人诚实、品质好，那个人虚伪、品质差。这种用高尚、卑鄙、诚实、虚伪之类的词汇评价人的某些行为和思想就是道德评价。例如，老年人在乘坐公交车时，有的人会赶快起身让座；也有的人却视而不见，闭上眼睛装睡觉。对此，大家评价前者是尊老、爱老，具有良好道德修养的人；而后者则是缺少道德修养的人。由此可见，道德的构成有两个方面：一是道德观念，即思想意识中的东西；二是行为规范，即在一定道德观念指导下的具体行为准则。

3. 道德的作用

概括地说，道德既是根据一定的行为规范和规则，对人的思想和行为做出善恶荣辱等方面评价的方式，又是衡量一个人品德好坏的客观标准。道德问题是人们在社会生活中随时都会遇到的问题。正确的道德观念对于协调人与人之间的关系、维持社会生活的稳定和促进人类文明的发展具有重要的作用。人类的道德有一个形成和发展的过程。早在原始社会，在国家和法律还没有出现时，人与人之间的关系就是以风俗习惯为主要内容的原始道德加以调整。随着社会的发展，公共生活的规模越来越大，人与人之间的交往也越来越多，这就需要在整个社会中形成明确的善恶标准，用以引导和约束人们的社会行为，调整人与人之间的关系。这时，以确定的权利与义务观念和具体的行为规范为特征的道德，逐渐成为社会生活中不可缺少的东西。

二、职业道德

通常所说的职业道德，是指不同行业的人在自己的职业活动中所遵循的行为准则，即一个人在其职业生活实践中应当遵循的道德准则与规范，以及与之相适应的道德观念、情操和品质。

1. 职业道德的特点

（1）稳定性和连续性。职业道德的内容往往表现为某一职业所特有的道德传统和道德准则。一般来说，职业道德所反映的是本职业的一般和特殊要求，而这些要求是在长期、反复的特定职业社会实践中形成的，有些是独具特色、代代相传的。由不同职业、不同生活方式长期积累逐渐形成的相对稳定的职业心理、道德传统、道德观念、道德规范以及道德品质，形成了职业道德相对的连续性和稳定性。例如，医生要救死扶伤，军人要服从命令，商人要诚信无欺，教师要为人师表等，这些均已是约定俗成的社会共识。一般来说，进入某个行业、从事某一职业，首先要学习、掌握这个职业的道德，要遵守行约、行规。只有认真遵守职业道德的人，才能成为行业中的优秀人才。

（2）专业性和有限性。道德是调节人与人之间关系的价值体系。职业道德调节的范围主要限于从事本职业的人员，而对于从事其他职业的人不一定适用。这就是说，职业道德的调节作用具有一定的专业性和有限性，主要体现在两个方面：一是调节从事同一职业的人员的内部关系；二是调节本职业工作人员与其服务对象之间的关系。

（3）多样性和适用性。由于职业道德是依据职业的工作内容、活动条件、交往范围以及从业人员特点而制定的行为规范和道德准则，所以，职业道德是多种多样的，有多少种职业就有多少种职业道德。每种职业道德又必须与该职业工作特点及人员特点相适应，以便从业人员记忆、接受和执行，并逐渐形成习惯。

2. 职业道德的作用

职业道德在每个人的职业生涯中均有着极其重要的意义。随着社会主义市场经济的发展，道德教育已成为国家和社会十分关注的重要内容。要紧密结合发展社会主义市场经济的新要求，努力加强社会主义的道德教育，不断提高全体人民的思想道德素质。

法律以及各种行政措施、规章制度，对人的限制和约束是强制性的，违反限制和约束的人要受到处罚。而道德对人的限制和约束则是通过社会舆论和每个人自己的内在信念共同起作用，通过培养、提高个人道德品质，使人们能够正确认识和处理各种利益关系，而不做有损社会和他人的事。因此，道德教育是社会主义精神文明建设的重要组成部分，是规范人们思想行为的重要手段。

提高思想道德素质是提高职业道德水平的前提，只有懂得思想道德的重要性，才能进一步理解职业道德在职业生涯中的重要性。职业道德对人的职业生活进行了道德规范，职业道德可以调节职业交往中从业人员内部以及从业人员与服务对象间的关系，有助于维护和提高行业信誉，有助于促进行业发展。

第二节　老年人能力评估师的职业素养

一、职业素养概述

职业素养是人类在社会活动中需要遵守的行为规范。个体行为的总合构成了自身的职业素养，职业素养是内涵，个体行为是外在表象。职业素养的三大核心是职业信念、职业知识技能和职业行为习惯。

1. 职业信念

职业信念是职业素养的核心。良好的职业信念包涵良好的职业道德，正面、积极的职业心态和正确的职业价值观意识。良好的职业信念由爱岗、敬业、忠诚、奉献、正面、乐观、用心、开放、合作及始终如一等关键词组成。

2. 职业知识技能

职业知识技能是做好一个职业应该具备的专业知识和能力。俗话说"三百六十行，行行出状元"，没有过硬的专业知识，没有精湛的职业技能，就无法将工作做好，更不可能成为"状元"了。所以，要将工作做好就必须坚持不断地关注行业的发展动态及未来的趋势走向；要有良好的沟通协调能力和高效的执行力；要进行职场礼仪、时间管理及情绪管控等基本工作技能的学习。

3. 职业行为习惯

职业素养就是在职场上通过长时间地学习、改变，最后变成习惯的一种职场综合素质。要让正确的职业信念和良好的职业技能发挥作用就需要不断地练习，直到成为职业行为习惯。

二、老年人能力评估师应具备的职业素养

1. 恪守独立，客观公正

被评估对象应该平等地享受评估服务，平等地使用卫生资源。老年人能力评估的最终目标是提高全体老年人群的生活水平，老年人能力评估师的服务对象不应只面对"高端"人群。

2. 遵纪守法，诚实守信

老年人能力评估师应严格遵守国家相关法律、法规和行业规范，严格按照《老年人能力评估师国家职业技能标准》客观、公正、如实、准确地为服务对象进行评估，并向相关机构提供真实的评估结果，严禁弄虚作假。

3. 科学严谨，专业规范

老年人能力评估师应熟悉了解我国养老健康事业发展的最新政策，主动学习新技能、新知识，及时、科学地对关注对象进行政策宣传和健康宣教，更好地服务于老年人群体。

4. 善待老人，理解尊重

老年人能力评估师应尊重被评估者，不得在性别、年龄、职业、民族、国籍、宗教信仰、价值观等方面存在歧视。

5. 热情服务，勤勉尽责

老年人能力评估师应始终保持热情周到、认真负责的态度为老年人提供专业严谨的评估服务。

6. 以人为本，保护隐私

老年人能力评估师应该提高隐私保护意识，充分体现以人为本的理念。

（1）遵守国家相关法律、法规及行业规范，保护被评估者因为健康原因而提供的隐私，并对评估中的相关信息，包括被评估者的基本信息、检查资料、录音、录像等，应严格保密并妥善保存，对被评估者的评估结果不得随意泄露。

（2）老年人能力评估师有责任向被评估者说明能力评估工作的相关保密原则，以及应用这一原则时的限度。凡是不利于被评估者身心健康或有可能对其产生不良影响的事情，都应保守秘密。

（3）在评估工作中，一旦发现被评估者有危害自身或他人的情况，必须采取必要措施，防止意外事件发生，必要时应通知有关部门和家属，应注意将被评估者个人信息的暴露概率限制在最小范围之内。

（4）老年人能力评估师因工作需要对评估过程进行录音、录像时，应该经过被评估者签字同意后进行。因专业需要进行案例讨论，或采用案例进行教学、科研、写作等工作时，应该隐去可能会辨认出被评估者的有关信息。

（5）老年人能力评估师在职期间或离职后，除规定的可公开范围，不得对外泄露或利用一切与老年人能力评估相关的信息数据，切实保护被评估者的个人隐私。

第三节　老年人能力评估师的责任与义务

老年人能力评估师在老年人能力评估工作中的责任和义务，包括两个方面：一是对被评估者所承担的责任和义务；二是对社会所承担的责任和义务。

一、老年人能力评估师对被评估者所承担的责任和义务

1. 为被评估者提供能力评估

老年人能力评估师应该运用所掌握的知识和技能尽最大努力为评估对象提供准确、客观和公正的评估，这是老年人能力评估师基本的责任和义务。

2. 帮助被评估者解除痛苦

老年人能力评估师要站在人道主义的角度，本着同情、理解被评估者的态度，尽

量帮助被评估者的解除躯体和精神方面的痛苦。

3. 对被评估者及其家属或照护者进行宣传、教育

老年人能力评估师要以被评估者的利益为重，对被评估者及其家属照护者进行及时、科学的政策宣传、健康宣传和健康指导，提高被评估者及其家属照护者的健康意识和对国家政策的理解。

4. 保护被评估者隐私

在能力评估过程中，老年人能力评估师应依据国家的相关法律、法规和行业规范，保护被评估者因健康原因而提供的隐私，并对被评估者的评估结果保密。

二、老年人能力评估师对社会所承担的责任和义务

1. 客观、公正地进行评估

老年人能力评估师必须客观、公正地向法定相关机构提供评估结果，严禁弄虚作假，发现弄虚作假行为应主动制止和举报。

2. 维护社会公共利益

老年人能力评估师在能力评估工作中还要兼顾整体社会的公共利益，在被评估者因个人原因而危害社会公共利益时，老年人能力评估师要以社会公共利益为重，劝导被评估者个人利益服从社会公共利益。

3. 积极推动我国养老、健康事业发展

老年人能力评估师应熟悉并积极响应我国养老、健康事业发展的相关政策，主动学习新技能、新知识，以便更好地服务于老年人群体，推动我国养老、健康事业的发展。

第二章

老年人能力评估基础知识

老年人能力评估是对老年人做出身体状况及其影响因素的综合评估，包括对老年人的躯体功能评估、精神心理评估、社会评估、环境评估和生活质量评估等。老年人能力评估师首先要熟悉老年人能力评估的相关国家标准，掌握评估量表和评估工具的使用方法，综合评估报告的撰写规范，老年人能力维护和恢复，以及评估工作风险管控的相关知识。

第一节　老年人能力评估量表

老年人能力评估的重点环节在于通过规范统一的评估量表，采用规范化的评估操作方式，对老年人能力进行综合评估，得出评估分值，最后确定老年人能力等级评级，并撰写评估报告。

一、评估量表

1. 三级／高级工需要掌握的评估量表

（1）日常生活活动能力评估。日常生活活动能力评估主要采用日常生活活动能力评估表（巴塞尔指数）。

（2）精神状态评估。精神状态评估主要包括认知功能测试、攻击行为问卷、抑郁症状问卷。

（3）感知觉与沟通评估。感知觉与沟通评估主要采用感知觉与沟通评估表。

（4）社会参与能力评估。社会参与能力评估主要采用社会参与能力评估表。

（5）家庭环境评估。家庭环境评估主要采用家庭环境评估表（家庭成员基本情况信息采集表、APGAR家庭功能评估量表）。

2. 二级／技师需要掌握的评估量表

（1）Lawton-Brody 工具性日常生活活动评估量表

（2）身体活动能力评估

1）步态："起立－行走"计时测试（TUGT）

2）平衡能力：伯格平衡量表（BBS）

3）肌力：徒手肌力评定（MMT）

4）心肺耐力：六分钟步行试验（6MWT）

（3）复核评估

1）格拉斯哥昏迷量表（GCS）

2）简易智力状态检查量表（MMSE）

3）老年抑郁量表（GDS）

（4）专项评估

1）压力性损伤：布雷登压疮危险因素预测量表

2）深静脉血栓：Caprini血栓风险评估量表

3）导管滑脱：导管滑脱风险评估量表

（5）社会支持评定量表（SSRS）

3. 一级／高级技师需要掌握的评估量表

（1）特殊事项评估：神经精神问卷（NPI）

（2）综合评估

1）跌倒：Morse跌倒评估量表

2）疼痛：疼痛评估表

（3）风险评估

1）噎食：噎食风险评估表

2）自杀：自杀风险因素评估量表

3）攻击行为：暴力风险评估量表（HCR-20）

各级别老年人能力评估师需要掌握的评估量表，见表2-1。

表2-1 老年人能力评估主要内容一览表

评估项目	三级/高级工		二级/技师		一级/高级技师	
	评估一级指标	评估表	评估内容	评估表	评估内容	评估表
能力评估	日常生活活动能力	日常生活活动能力评估表（巴塞尔指数）	工具性日常生活活动能力	Lawton-Brody工具性日常生活活动能力评估量表	特殊事项评估	神经精神问卷（NPI）
	精神状态	精神状态评估表	身体活动能力评估	步态："起立-行走"计时测试（TUGT） 平衡能力：伯格平衡量表（BBS） 肌力：徒手肌力评定（MMT） 心肺耐力：六分钟步行试验（6MWT）	综合评估	跌倒：Morse跌倒评估量表 疼痛：疼痛评估表
	感知觉与沟通	感知觉与沟通评估表	复核评估	格拉斯哥昏迷量表（GCS） 简易智力状态检查量表（MMSE） 老年抑郁量表（GDS）	风险评估	噎食：噎食风险评估表 自杀：自杀风险因素评估量表 攻击行为：暴力风险评估量表（HCR-20）
	社会参与能力	社会参与能力评估表				
专项评估				压力性损伤：布雷登压疮危险因素预测量表 深静脉血栓：Caprini血栓风险评估量表 导管滑脱：导管滑脱风险评估量表		
环境评估		家庭成员基本情况信息采集表 APGAR家庭功能评估量表				
				社会参与支持：社会支持评估量表（SSRS）		
需求评估				社会支持网络和社会支持服务：社会支持评估量表（SSRS）		

二、常用的评估量表

1. 评估方法

在老年人能力评估中主要采用普遍认同并且有效的量表，以获得可观察的指标和可测量的数据。在具体操作中最常用的是直接观察法和间接评定法。

（1）直接观察法。直接观察法是指由老年人能力评估师通过直接观察被评估者完成各项活动的状况进行评定。

（2）间接评定法。间接评定法也称自述法，是指向被评估者或者其家属、照护者了解情况，通过面对面询问的方式收集资料，评定被评估者功能状态。在使用间接评定法时，我们应该尽量让被评估者本人接受询问来了解情况，如果被评估者因为身体衰弱、认知障碍等情况不能配合询问及不能回答问题时，可由其家属或照护者回答问题。

2. 老年人能力评估表的构成

老年人能力评估表包括4个一级指标和22个二级指标（见表2-2）。

● 表2-2　老年人能力评估表构成

一级指标	二级指标	说　明
日常生活活动	（10个）进食、洗澡、修饰、穿衣、大便控制、小便控制、如厕、床椅转移、平地行走、上下楼梯	个体为独立生活而每天必须反复进行的、最基本的、具有共同性的身体动作群
精神状态	（3个）认知功能、攻击行为、抑郁症状	个体在认知功能、攻击行为、抑郁症状等方面的表现
感知觉与沟通	（4个）意识水平、视力、听力、沟通交流	个体在意识水平、视力、听力、沟通交流等方面的能力
社会参与	（5个）生活能力、工作能力、时间/空间定向、人物定向、社会交往能力	个体适应环境，与周围人群和环境的联系与交流的能力

3. 日常生活活动能力评估

日常生活活动是人们在每日生活中，为照顾自己的衣、食、住、行，保持个人卫生整洁和进行独立的社区活动所必须反复进行的、最基本的、最具有共同性的一系列活动。

由于巴塞尔指数不仅可以用来评定治疗前后的功能状况，而且可以预测治疗效果及预后状况，因此，我们采用巴塞尔指数作为日常生活活动能力评估量表。

巴塞尔指数包括进食、洗澡、修饰、穿衣、大便控制、小便控制、如厕、床椅转移、平地行走、上下楼梯10个二级指标。根据是否需要帮助及其受帮助程度分为0、5、10、15四个功能等级，总分为100分，得分越高，独立性越强，依赖性越小。

根据10个二级指标得分，将被评估者日常生活活动能力分为能力完好、轻度受损、中度受损、重度受损四个等级（见表2-3）。

● 表2-3　日常生活活动能力分级表

等　级	分　数
0级　能力完好	总分100分
1级　轻度受损	总分65～95分
2级　中度受损	总分45～60分
3级　重度受损	总分0～40分

4. 精神状态评估

认知功能和精神状态评估包括认知功能、攻击行为、抑郁症状3个二级指标，一般采用简易认知评估、攻击行为问卷和抑郁症状问卷进行评估。

（1）认知功能评估。认知功能采用简易认知评估方法进行测试，由画钟测验和即刻记忆测验两部分组成。

1）画钟测验。画钟测验是指被评估者画一个钟面，将数字标在正确的位置上。此测验常用于筛查视空间知觉和视结构的功能障碍；还可以反映语言理解、短时记忆、数字理解、执行功能。画钟测验有多种评分方法，指针要求指向的时间各有不同，例如要求指针指向10时45分。

2）即刻记忆。即刻记忆是指对发生在几秒内或者3～5 min之内经历的记忆。即刻记忆的标准评估方法是采用3个词进行回忆测验。即测试者说3个词，如"苹果、手表、国旗"，说完之后让被评估者将3个词语重复一遍，3～5 min后让被评估者回忆这3个词语。需要注意的是，这3个词语为不同类型的物品，测试者只能说一遍，不得重复；不要求被评估者的回答顺序与最初保持一致。

3）认识功能的评分细则

①0分。画钟正确（画出一个闭锁圆，指针位置准确），且能回忆出2～3个词。

②1分。画钟错误（画的圆不闭锁，或指针位置不准确），或只回忆出0～1个词。

③2分。已确诊为认知障碍，如阿尔茨海默病。

（2）攻击行为评估

1）攻击行为。攻击行为是指一种以伤害另一生命的身体或心理为目的的行为，可能是身体的、言语的或象征性的攻击行为，具有极强的爆发性和破坏性，会对被攻击对象造成不同程度的伤害甚至威胁生命。老年人的攻击行为多见于痴呆、器质性精神障碍、精神分裂症、情感性精神障碍、人格障碍等患者。

2）攻击行为的评估方法。攻击行为主要指身体攻击行为，如用身体部位或某种工具打、踢、推、咬、抓、摔东西等，以及语言攻击行为包括辱骂、威胁、恐吓、尖叫、争吵等。攻击行为发生的频率为主要的判断标准。

3）攻击行为评估的评分细则

①0分。无身体和语言的攻击行为

②1分。每月身体攻击行为少于4次或每周语言攻击行为少于7次。

③2分。每周身体攻击行为多于4次（含4次）或每日语言攻击行为至少1次。

（3）抑郁症状评估

1）抑郁。抑郁是一种负面情绪，在老年期比较常见，多种精神疾病均可伴随抑郁症状，常见于老年期情感障碍、阿尔茨海默病。抑郁症状主要包括：情绪低落、兴趣缺乏、乐趣丧失、精力丧失，重度抑郁发作时可伴有幻觉、妄想等精神病性症状。

2）抑郁症状的评估方法。通常采用观察法、询问法及量表评定法对被评估者进行评估。询问被评估者：最近是否对任何事情都没有兴趣，大概有多少天，是否情绪低落、唉声叹气、愁眉苦脸，是否对生活感觉到绝望等问题，了解被评估者有无情绪低落、不爱说话、不爱梳洗、不爱活动等状况，是否有自杀念头或自杀行为。

3）抑郁症状的评分细则

①0分。0分是指被评估者未发生"抑郁症状"含义中的所有表现。

②1分。1分是指被评估者情绪低落、不爱说话、不爱梳洗、不爱活动。

③2分。2分是指被评估者有自杀念头或自杀行为。

（4）精神状态分级标准。精神状态共包括3个二级指标，根据3个评估项目得分汇总后的最终得分，将精神状态分为能力完好、轻度受损、中度受损、重度受损四级（见表2-4）。

5. 感知觉与沟通评估

感知觉与沟通评估共包括4个二级指标：意识水平、视力、听力、沟通交流。目前常用的评估方法主要是使用感知觉与沟通评估表，主要通过意识水平、视力、听力和沟通交流四个维度综合评估。该量表得分越低，表明能力越好，障碍程度越小。

● 表2-4 精神状态评估分级表

等　级	分　数
0级　能力完好	总分0分
1级　轻度受损	总分1分
2级　中度受损	总分2~3分
3级　重度受损	总分4~6分

（1）意识水平评估

1）意识水平。意识水平主要是指大脑的觉醒程度，中枢神经对内外环境刺激应答的反应能力。根据严重程度不同，意识障碍主要分为嗜睡、昏睡、昏迷，严重程度依次递增。

2）意识水平的评估方法。通常采用观察法、询问法及给予声音、疼痛等刺激对被评估者进行评估。询问被评估者：您叫什么名字？今年多大岁数？观察是否会得到答复。当被评估者处于睡眠状态时，推动其身体并呼唤被评估者，观察他是否会睁眼醒来。若睁眼醒来则继续询问：您叫什么名字？今年多大岁数？来握个手可以吗？观察被评估者的反应。如果推动身子和呼唤并未使对方醒来，可用手指掐被评估者身体以造成较强烈的刺激，观察被评估者有无反应（包括肢体回避和表情变化）。

3）意识水平的评分细则

①0分。0分表明被评估者意识清醒，对周围环境警觉，无"意识水平"含义中意识障碍的所有行为表现。

②1分。1分表明被评估者嗜睡，符合"嗜睡"内容中所述的所有行为表现。

③2分。2分表明被评估者昏睡，符合"昏睡"内容中所述的所有行为表现。

④3分。3分表明被评估者昏迷，符合"昏迷"内容中所述的所有行为表现。

（2）视力评估

1）视力。视力是指视网膜分辨影像的能力，即在光线充足的环境下，辨认物体的能力。

2）视力的评估方法

通过视力测量工具卡、报纸、书籍及生活物品等对被评估者视力进行评估。老年人能力评估师使用规定的视力测量工具卡，放在距离被评估者眼睛30 cm左右且与眼睛平视高度的位置，对被评估者进行评估。或者取报纸或一本书随便节选一段正文

（常规字体）让被评估者读出来。若被评估者看不清常规字体，则让被评估者读出报纸大标题或书的封面文字。若被评估者看不清报纸大标题或书的封面文字，则取手机、手表、水杯等物体让被评估者辨认。若辨认物体有困难，则让被评估者描述物体的形状。

3）视力的评分细则

①0分。0分是指被评估者能看清书报上的标准字体。被评估者能够准确识别视力测量工具卡中"正常字体"的字。

②1分。1分是指被评估者能看清大字体，但看不清书报上的标准字体。被评估者能够准确识别视力测量工具卡中"较大字体"的字，但不能准确识别视力测量工具卡中"正常字体"的字。

③2分。2分是指被评估者视力有限，看不清报纸大标题，但能辨认物体。

④3分。3分是指被评估者辨认物体有困难，但眼睛能跟物体移动，只能看到光、颜色和形状。

⑤4分。4分是指被评估者没有视力，眼睛不能跟随物体移动。

（3）听力评估

1）听力。听力是指启动听觉器官，接收语音信息的一种能力。

2）听力的评估方法。老年人能力评估师通过现场与被评估者进行交谈，或者使用规定听力测试工具对被评估者进行现场测试。

3）听力的评分细则

①0分。0分是指被评估者可正常交谈，能听到电视、电话、门铃的声音。

②1分。1分是指被评估者在轻声说话或说话距离超过2 m时听不清。

③2分。2分是指被评估者正常交流有些困难，需在安静的环境或大声说话才能听到。

④3分。3分是指讲话者大声说话或说话很慢，被评估者才能部分听见。

⑤4分。4分是指被评估者完全听不见。

（4）沟通交流评估

1）沟通交流。沟通交流是指被评估者通过表达自己的需求、意见，以语言及非语言行为参与交流、理解信息的能力。

2）沟通交流的评估方法。通过询问及面对面对话的方式对被评估者进行评估。老年人能力评估师通过询问一些日常问题，例如，您家里有几口人，您是本地人吗，您平时喜欢做什么，您生活上有什么困难吗，您吃、穿、起居哪些方面需要别人的帮助等来测试被评估者是否能正常与他人进行沟通交流。

3）沟通交流的评分细则

①0分。0分是指被评估者能与他人正常沟通和交流。

②1分。1分是指被评估者能够表达自己的需要及理解别人的话，但需要增加时间或给予帮助。

③2分。2分是指被评估者表达需要或理解他人的话有困难，需频繁重复或简化口头表达。

④3分。3分是指被评估者不能表达需要或理解他人的话。

（5）感知觉与沟通分级表。感知觉与沟通评估共包括4个二级指标，根据二级指标得分将感知觉与沟通能力（见表2-5）分为能力完好、轻度受损、中度受损、重度受损四级。

◆ 表2-5　感知觉与沟通分级表

等　　级	分　　数
0级　能力完好	意识清醒，且视力和听力评为0或1分，沟通交流评为0分
1级　轻度受损	意识清醒，但视力或听力中至少一项评为2分，或沟通交流评为1分
2级　中度受损	意识清醒，但视力或听力中至少一项评为3分，或沟通交流评为2分；或嗜睡，视力或听力评定为3分及以下，沟通交流评定为2分及以下
3级　重度受损	意识清醒或嗜睡，但视力或听力中至少一项评为4分，或沟通交流评为3分；或意识水平为昏睡/昏迷

6. 社会参与能力评估

社会参与能力评估共包括5个二级指标：生活能力、工作能力、时间/空间定向、人物定向、社会交往能力。

（1）生活能力评估

1）生活能力。生活自理能力是指人们在生活中自己处理日常生活琐事的行为能力，如做饭、饮食、购物、洗漱、穿戴、二便、管理家庭事务等。

2）生活能力的评估方法。通过直接观察法、间接评定法，运用基本日常生活活动能力、工具性日常生活活动能力和高级日常生活活动能力三种评估表，逐项对被评估者的个人基本生活自理、家庭事务完成情况进行评估。

3）生活能力的评分细则

①0分。0分是指除个人生活（如饮食、洗漱、穿戴、二便）能够自理外，被评估者还能料理家务（如做饭、洗衣）或当家管理事务。

②1分。1分是指除个人生活自理外,被评估者还能做家务,但质量欠佳,家庭事务安排欠条理。

③2分。2分是指被评估者个人生活能够自理,只有在他人帮助下才能做些家务,但质量不好。

④3分。3分是指被评估者个人基本生活事务(如饮食、二便)能自理,在督促下可洗漱。

⑤4分。4分是指被评估者个人基本生活事务(如饮食、二便)需要部分帮助或完全依赖他人帮助。

(2)工作能力评估

1)工作能力。工作能力是指一个人在脑力工作和体力工作中能够发挥的力量。人的工作能力包括本能、潜能、才能、技能,它直接影响一个人做事的质量和效率。

2)工作能力的评估方法。老年人能力评估师通过询问被评估者退休前的职业及其工作情况,并根据被评估者的回答进行提问。通过与被评估者的沟通互动,观察后进行合理判断。

3)工作能力的评分细则

①0分。原来熟练的脑力工作或体力技巧性工作可照常进行。

②1分。原来熟练的脑力工作或体力技巧性工作能力有所下降。

③2分。原来熟练的脑力工作或体力技巧性工作明显不如以往,部分遗忘。

④3分。对熟练工作只保留一些片段,技能全部遗忘。

⑤4分。以往的知识或技能全部遗忘。

(3)时间/空间定向评估

1)时间/空间定向。时间定向是指人对当前的时间状况的认知。如判断当前的时间、日期、星期几、季节以及识别昼夜、晨昏等。空间定向是指人对所处方位的认识能力。

2)时间/空间定向的评估方法。通过询问时间、空间等问题对被评估者进行评估。老年人能力评估师通过询问被评估者您可以告诉我今天的日期吗,您知道今天星期几吗,您知道您现在住的地址吗,您知道附近的超市怎么走吗,您可以自行去××商场并自己返回吗,请问离您家最近的菜市场在哪个方位等问题,了解被评估者对时间、空间的定向能力。

3)时间/空间定向的评分细则

①0分。0分是指被评估者时间观念(年、月、日、时)清楚,可单独出远门,能很快掌握新环境的方位。

②1分。1分是指被评估者时间观念有些下降，年、月、日清楚，但有时相差几天；可单独来往于附近街道，知道现住地的名称和方位，但不知道回家路线。

③2分。2分是指被评估者时间观念较差，年、月、日不清楚，可知上半年或下半年，只能单独在家附近行动，对现住地只知名称，不知道方位。

④3分。3分是指被评估者时间观念很差，年、月、日不清楚，可知上午或者下午，只能在左邻右舍间串门，对现住地不知名称和方位。

⑤4分。4分是指被评估者无时间观念，不能单独外出。

（4）人物定向评估

1）人物定向。人物定向是指对周围环境中人物的身份（姓名、年龄）和与自己的关系的辨识能力，包括人物的称谓及意义、关系、年龄、称呼方式等。

2）人物定向的评估方法。通过询问、指认现场和照片中人物的方式对被评估者进行评估。老年人能力评估师通过询问被评估者您认识这些人吗，他们都是什么人，他们和您是什么关系，您和照片中这两个人是什么关系，您看他们大概有多少岁了，这里面有哪些人您比较熟悉，哪些您不认识，您认识我吗，我们以前见过吗等问题，了解被评估者对周围人的身份和关系的定向能力。

3）人物定向的评分细则

①0分。0分说明被评估者知道周围人们之间的关系，知道祖孙、叔伯、姑姨、侄子侄女等称谓的意义，可分辨陌生人的大致年龄和身份，可使用适当的称呼。

②1分。1分说明被评估者只知家中亲密近亲的关系，不会分辨陌生人的大致年龄，不能称呼陌生人。

③2分。2分说明被评估者只能称呼家人，或只能模仿称呼，不知其关系，不辨辈分。

④3分。3分说明被评估者只认识同住的亲人，可称呼子女或孙子女，可辨认熟人和生人。

⑤4分。4分说明被评估者只认识保护人，不辨熟人和生人。

（5）社会交往能力评估

1）社会交往能力。社会交往能力是指个体与周围人群和环境的联系与交流的能力。

2）社会交往能力的评估方法。通过询问被评估者、家属或照护者，了解相关情况。在条件允许的情况下可以设计场景，事先和家属或照护者沟通好，被评估者单独与老年人能力评估师独处一室，观察被评估者的言行举止、交流方式，从而做出判断。如有抑郁症状的，结合精神状态和沟通交流综合考量被评估者的自述，并结合家属或照护者的描述综合判断。

3）社会交往能力评分细则

①0分。0分是指被评估者参与社会活动，对社会环境有一定的适应能力，待人接物恰当。

②1分。1分是指被评估者能适应单纯环境，主动接触人，初次见面时难以让人发现智力问题，不能理解隐喻语。

③2分。2分是指被评估者脱离社会，可被动接触人，不会主动待人，谈话中有很多不恰当的词句，容易上当受骗。

④3分。3分是指被评估者勉强可与人交往，谈吐内容不清楚，表情不恰当。

⑤4分。4分是指被评估者难以与人接触。

（6）社会参与能力评估分级表

社会参与能力评估共包括5个二级指标，根据二级指标得分将社会参与能力（见表2-6）分为能力完好、轻度受损、中度受损、重度受损四级。

◆ 表2-6 社会参与能力分级表

等 级	分 数
0级 能力完好	总分0~2分
1级 轻度受损	总分3~7分
2级 中度受损	总分8~13分
3级 重度受损	总分14~20分

三、评估规范

（1）严格按照真实、客观、公正的原则对被评估者进行认真、仔细的询问、评估，确保最终提交的评估结果准确无误。

（2）评估时间和地点、评估人员、评估场所的确定

1）评估时间和地点的确定。老年人能力评估师提前与被评估者或其监护人联系，确定进行评估的准确时间和地点。原则上需在成功受理被评估者的申请资料起30日内完成评估。若计划评估日因被评估者身心状态不佳，或出现其他不可抗力因素导致不能按期评估时，可根据具体情况与被评估者或监护人协商，另择他日进行评估。

2）评估人员的确定。评估时不得少于2名老年人能力评估师同时在场。在评估过程中需要被评估者本人及其监护人或者主要照护者在场，如果因为特殊原因没有监护

人或者照护者在场，需要在特殊事项记录单上详细注明。

3）评估场所的确定

①评估应尽可能在老年人的日常居住场所完成，如住家、医院、养老机构、社区卫生服务中心等。如果被评估者居住地址与申请资料中的居住地址不一致，需提前核实。

②如果评估场所为医院、社区卫生服务中心或者养老机构，需提前与相关负责人沟通，确定被评估者是否常住在这里。同时，在评估中如果出现需要帮助的情况时，也可以求助相关机构工作人员。

（3）老年人能力评估师需提前告知被评估者，评估过程作为评估资料的组成部分须全程进行录音、录像。评估资料在用于教学、科研、写作等工作时应隐藏被评估者个人信息。

（4）评估过程按照评估标准规范操作，不受任何组织和个人的干预和影响。将评估结果按规定流程告知被评估者或其监护人，并妥善保管相关的信息资料。

（5）评估结果有效期不超过 2 年，在有效期内被评估者生活自理能力发生变化可以申请动态评估，评估结果有效期届满 60 日前申请人应重新按程序申请评估。

（6）被评估者对评估结果有异议时，可在收到评估结果之日起 5 个工作日内提出，相关部门组织进行复评，复评结果作为评估最终结果。

第二节　老年人能力评估工具应用

老年人能力评估工具一般包括基本工具（如基本信息采集表、空白量表、纸、笔等），测评工具（如直尺、移动台阶、测试视力的报纸、测试听力的手表、音叉等）以及身体基础检测的设备（如血压计、体温表等）。根据老年人能力评估工作的发展，后期可加入信息化工具（如电脑应用软件、手机 App 等）。老年人能力评估师需要熟练使用这些评估工具，以便评估工作的顺利开展。

一、身体基础检测设备的使用方法及注意事项

1. 血压检测

血压检测设备一般为臂式或腕式电子血压计。使用时应注意以下三点。

（1）血压检测设备要定期校验，以保障检测结果准确。

（2）测量血压之前应该让被评估者静息 10~15 min，测量血压的前半个小时不应剧烈活动，避免紧张、焦虑的情绪，避免服用具有刺激性的饮料，如茶叶、酒、咖啡等。

（3）测量血压时，要使前臂或者上臂与心脏处在同一水平位置。

2. 体温检测

目前通常使用的体温检测工具包括接触测量工具和非接触测量工具两大类，接触测量工具主要包括水银体温计、电子体温计；非接触测量工具是指红外线测温仪，包括耳温枪、额温枪、红外成像测温仪。

（1）水银体温计。水银体温计使用前要擦干、消毒，先用毛巾擦干被测量者腋窝处的汗液，将水银柱甩到刻度 35 ℃以下，然后将水银端完全夹在腋窝的中心，注意夹紧，尽量避免偏移，如果偏移可能会影响测量结果，5~10 min 后取出，读数。用后消毒备用。

（2）红外线测温仪（额温枪）。额温枪主要依靠传感器接收人体的红外线判断体温。使用时将仪器指向额头正中并保持垂直，避免衣物或毛发遮挡，距离皮肤 3~5 cm。应注意提前把头部汗液擦干，防止误差。若在室外时，应测量被衣物覆盖的部位，如手腕或脖子。建议连续测量 3 次，以 3 次测量的平均体温值为准。

3. 身高和体重测量

身高和体重测量工具通常为身高、体重测量仪。其使用方法及注意事项如下。

（1）被测量者立正姿势，双足平稳地站在平板中央，枕部、臀部、足跟三点紧靠标尺，头要正，两眼平视，水平尺紧贴头顶，肢体放松，上肢自然下垂。

（2）身高以厘米（cm）为单位记录；体重以千克（kg）为单位记录，通常保留小数点后一位。

二、应用软件的安装与使用

老年人能力评估师需要提前准备手机、笔记本电脑或平板电脑等设备，下载安装好相关软件，熟悉评估系统使用方法，同时注意网络准备，以便评估现场顺利使用。

三、老年人能力评估替代性工具的选用

如果携带的物品损坏或遗漏，可就地取材。例如，未携带移动台阶，可借助居住

地房屋楼梯。在使用替代性工具时，为了保证评估结果的准确、有效，所使用的替代工具应保证被评估者身体不受损伤，评估结果与使用标准工具一致。

第三节　老年人能力综合评估报告撰写规范

老年人能力综合评估报告是老年人能力评估师在进行评估活动中形成的文字、符号、图表、影像等资料的总和，是老年人能力评估师通过询问、观察、检查等方式获得被评估对象的相关资料并进行分析、整理而形成的文件。

一、综合评估报告的构成

老年人能力综合评估报告一般包括老年人能力评估基本信息表、老年人能力评估表、特殊事项记录单、老年人能力评估报告等。

1. 老年人能力评估基本信息表

老年人能力评估基本信息表是指用于记录评估基本信息、被评估者基本信息、信息提供者及联系人信息等具体内容的表格。

老年人能力评估基本信息表的内容构成见表 2-7。

● 表 2-7　老年人能力评估基本信息表的内容构成

编号	内容	说明	需填写项目的数量（项）
A.1	评估基本信息	评估编码、基准日期、原因	3
A.2	被评估者基本信息	姓名、身份证号码、病史等被评估者基本信息	20
A.3	信息提供者及联系人信息	信息提供者的姓名、联络方式等	4

2. 老年人能力评估表

老年人能力评估表是指用于填写被评估者日常生活活动能力、精神状态、感知觉与沟通、社会参与 4 个一级指标、22 个二级指标评分情况的表格。

老年人能力评估表由 4 个一级指标、22 个二级指标构成，见表 2-8。

● 表2-8　老年人能力评估表内容

编号	内容		说明	需填写项目的数量（项）
	一级指标	二级指标		
B.1	日常生活活动	B.1.1～B.1.10：进食、洗澡、修饰、穿衣、小便控制、大便控制、如厕、床椅转移、平地行走、上下楼梯	个体为独立生活而每天必须反复进行的，最基本的，具有共同性的身体动作群	10
B.2	精神状态	B.2.1～B.2.3：认知功能、攻击行为、抑郁症状	个体在认知功能、行为、情绪等方面的表现	3
B.3	感知觉与沟通	B.3.1～B.3.4：意识水平、视力、听力、沟通交流	个体在意识水平、视力、听力、沟通交流等方面的能力	4
B.4	社会参与	B.4.1～B.4.5：生活能力、工作能力、时间/空间定向、人物定向、社会交往能力	个体与周围人群和环境联系与交流的能力	5

3. 老年人能力评估报告

老年人能力评估报告是指用于填写被评估者根据老年人能力评估表的评分结果及相应的判定方法得出最终能力等级结果的报告单。老年人能力评估报告内容见表2-9。

● 表2-9　老年人能力评估报告内容

编号	内容	说明	需填写项目的数量（项）
C.1	一级指标分级	4项一级指标结果信息（老年人能力评估表中的B.1、B.2、B.3、B.4）	4
C.2	老年人能力初步等级	根据4项一级指标的结果，结合老年人能力评估结果判定卡得出该项结果	1
C.3	等级变更条款	可变更C.2老年人能力初步等级的4项条款	1
C.4	老年人能力最终等级	综合C.2老年人能力初步等级和C.3等级变更条款的结果后判断得出该项结果	1
	签名栏	2名老年人能力评估师签名、信息提供者签名、评估日期（年月日）	4

4. 特殊事项记录单（见表2-10）

在进行老年人能力评估过程中，出现以下情况时需要填写特殊事项记录单。

● 表 2-10　特殊事项记录单

编　号	说　明

（1）在评估时，如果发现资料不吻合，需要填写特殊事项记录单，核实后重新评估和判断。情况复杂时需要向上级部门反映。

（2）在评估时，如果遇到情况不真实，存在造假、刻意瞒报、谎报，甚至故意拉低分数情况，需特殊记录，以便于后续调查和判定。

（3）评估遇到阻力，或遇到需要上一级评估人员判断的内容时，需要填写特殊事项记录单。

二、综合评估报告撰写要求

1. 基本要求

（1）详细填写被评估者的基本信息，要求真实、客观、公正、准确、完整、规范。

（2）综合评估报告的书写应使用蓝黑色钢笔或签字笔，要求字迹清晰、文字工整、表述准确、语句通顺、标点正确，并且不得涂改。

（3）如果采用评估软件进行评估，可直接在信息系统内进行记录。

2. 老年人能力评估基本信息表填写要求

（1）按照评估顺序，客观、准确、真实地填写被评估者的基本信息。需要正确记录联系电话，填写能够迅速、直接联系到本人或家属的电话号码。

（2）填写被评估者的基本信息，包括姓名、年龄、性别、民族、籍贯、文化程度、职业、婚姻状况、宗教信仰。在填写被评估者的家属时，称谓的写法要规范，配偶为"妻子、丈夫"，子女为"儿子、女儿"，多子女为"长子、次子、长女、次女"等。

（3）填写被评估者的基本身体数据，包括身高、体重、血压、呼吸、脉搏，需按照实际测量的数据准确填写。

（4）填写被评估者生活环境和条件信息。需询问被评估者的生活居住情况，包括老年人居住地，合住人员基本信息；需询问医疗费用支付方式是否自费，有无医保（如果为参保，则需询问参保方式）；有无购买商业医疗保险（如果购买了商业医疗保险，需询问购买商业医疗保险的品种、报销范围和报销比例情况），有无经济来源

(退休金/养老金、子女补贴、亲友资助、其他补贴等)。

（5）填写意外事件信息。需详细询问被评估者近30天有没有跌倒、走失、噎食、自杀、误吸、中毒、中暑、烫伤、冻伤等情况发生，如果有，需详细询问发生时的具体情况及救治情况。

3. 老年人能力评估表填写要求

（1）如实、详细、客观地记载真实情况。

（2）将4个一级指标、22个二级指标按照评估规范逐项完成，不能缺项。根据评分标准评估，将各项评估结果填写在相应的区域。

（3）书写清晰、可辨。

4. 特殊事项记录单填写要求

（1）如实、详细地记载真实情况。

（2）必须在指定区域内填写，并书写端正、清晰。

（3）如果指定区域空间不足以书写全部内容，可使用下一行区域书写，且编号栏不必填写。

5. 老年人能力评估报告填写要求

老年人能力评估报告（见表2-11）按照实际评估结果，如实、客观、详细地进行逐项填写，具体填写规范如下。

（1）一级指标分级。一级指标分级必须分别与老年人能力评估表中的"B.1、B.2、B.3、B.4"的结果一致，以保证结果无误。

（2）老年人能力初步等级。根据一级指标分级中的各项结果，利用老年人能力评估结果判定卡得出初步等级。老年人能力评估师需根据初步等级划分标准检查结果是否准确。

（3）等级变更条款。老年人能力评估师应仔细核对各项评估的结果及老年人的真实状态是否满足等级变更条款，若满足即选择相应选项。

（4）老年人能力最终等级。结合老年人能力初步等级和等级变更条款后得出老年人能力评估最终等级。

（5）老年人能力评估师签名

1）评估结束并得出老年人能力评估的最终等级后，2名老年人能力评估师分别在签名处签名（排名不分前后）。

2）所签的名字必须和老年人能力评估师证书上的本人名字一致。书写须工整、字迹须清晰易辨识。

（6）日期（老年人能力评估师）。老年人能力评估师在年月日所对应的横线上分别填入签名当日的日期。

（7）信息提供者签名

1）评估结束并得出老年人能力评估的最终等级后，老年人能力评估师须要求老年人的信息提供者在签名处签名。

2）为了确认身份准确无误，老年人能力评估师可要求信息提供者出示可以证明其本人身份的证件，如身份证、社保卡、机动车驾驶证等。确认所签的名字是否与证件上的名字一致。书写须工整、字迹须清晰易辨识。

（8）日期（信息提供者）。信息提供者在年月日所对应的横线上分别填入签名当日的日期。

● 表2-11　老年人能力评估报告

C.1　一级指标分级	C.1.1　日常生活活动：□级		C.1.2　精神状态：□级	
	C.1.3　感知觉与沟通：□级		C.1.4　社会参与：□级	
C.2　老年人能力初步等级	能力完好　轻度失能　中度失能　重度失能　□			
C.3　等级变更条款	①有认知障碍/痴呆、精神疾病者，在原有能力级别上提高一个等级 ②2近30天内发生过2次及以上跌倒、噎食、自杀、走失者，在原有能力级别上提高一个等级 ③处于昏迷状态者，直接评定为重度失能 ④若初步等级确定为"3重度失能"，则不考虑上述①~③中各情况对最终等级的影响，等级不再提高　□			
C.4　老年人能力最终等级	能力完好　轻度失能　中度失能　重度失能　□			
老年人能力评估师签名 信息提供者签名		日期　年　月　日 日期　年　月　日		
注：老年人能力初步等级划分标准 能力完好： 　日常生活活动、精神状态、感知觉与沟通分级均为0，社会参与分级为0或1 轻度失能： 　日常生活活动分级为0，但精神状态、感知觉与沟通中至少一项分级为1及以上，或社会参与的分级为2或3；或日常生活活动分级为1，精神状态、感知觉与沟通、社会参与中至少有一项的分级为0或1 中度失能： 　日常生活活动分级为1，但精神状态、感知觉与沟通、社会参与均为2，或有一项为3；或日常生活活动分级为2，且精神状态、感知觉与沟通、社会参与中有1~2项的分级为1或2 重度失能： 　日常生活活动的分级为3；或日常生活活动、精神状态、感知觉与沟通、社会参与分级均为2；或日常生活活动分级为2，且精神状态、感知觉与沟通、社会参与中至少有一项分级为3				

第四节　老年人能力维护与康复

一、老年人功能障碍

1. 老年人功能障碍的主要因素

（1）衰老因素。衰老导致机体各种功能退化、减低，合并或不合并各种疾病。很多时候是在衰老的基础之上，同时合并一种或多种疾病。

（2）病损因素。病损因素是指由各种慢性疾病导致的不同功能障碍，如脑卒中、帕金森病、骨关节病、慢性阻塞性肺疾病、冠心病等。

（3）医源性因素。医源性因素是造成长期卧床的老年人功能障碍的重要原因。长期卧床导致的并发症包括肌肉萎缩、关节挛缩、骨质疏松、压力性损伤、吸入性肺炎、便秘、静脉血栓形成等。在原有疾病基础上，合并上述并发症会导致病情更加复杂、治疗更加困难。

2. 老年人功能障碍的特点

（1）病损与功能障碍相互影响，相互作用。

（2）多种慢性疾病共存，如高血压与痴呆并存，造成严重症状。

（3）老年人活动减少和卧床加重了原本存在的功能障碍。

（4）药物不良反应可能造成或加重老年人功能障碍，如抗抑郁药可能引起帕金森综合征，苯二氮䓬类催眠药物有可能造成摔倒、骨折等严重后果。

（5）不良的心理状态对老年人功能障碍产生不利影响。

3. 常见的老年人功能障碍

常见的老年人功能障碍包括肢体运动障碍（如脑卒中、帕金森病、骨关节病等）、平衡功能障碍、认知功能障碍、心肺功能障碍、听力障碍、记忆障碍、吞咽障碍等。

二、老年人功能障碍的康复

1. 老年人功能障碍的评定

老年人功能障碍的评定应从病损、活动受限和参与障碍3个层面进行。评定的具体内容应涵盖视力、听力、认知能力、言语能力、平衡功能、心肺功能、吞咽功能、心理状况、日常生活活动能力和生活质量等。在全面、细致的功能评定基础上，针对疾病的危险因素、病理生理改变、功能障碍、活动受限和参与受限进行有针对性的治疗，制定个体化的康复目标。

2. 老年人康复治疗的原则

老年人康复治疗的原则是早期介入、全程随访、长期维持。其中，长期维持对被评估者功能水平的维持至关重要。

3. 老年人康复治疗的类型

（1）物理治疗。物理治疗包括运动疗法和物理因子治疗，主要用于病损和症状的治疗以及肢体运动功能的提高。

1）运动疗法用于改善肌肉功能障碍、关节活动度受限、平衡功能障碍、步态异常以及运动模式异常等状况；还可提高耐力、改善心肺功能、提高骨密度。运动疗法对预防老年人跌倒也有重要的作用。

2）物理因子治疗适用于疼痛、炎症、压力性损伤、痉挛、软组织损伤等。

（2）作业治疗。作业治疗是改善老年人生活活动能力和认知能力最重要的康复措施，主要针对老年人生活活动能力训练，包括自助具的使用，认知障碍的康复训练以及职业能力训练等。

（3）言语治疗。言语治疗是对各种语言障碍和交流障碍进行评价、治疗和研究，主要是通过不同的治疗方法（训练、指导及手法介入等），促进老年人语言功能的恢复，重新获得交流能力。

（4）心理治疗。心理治疗是一种以助人为目的的专业性人际互动活动。老年人由于一些原因导致心理功能受损，并出现生活或工作方面的适应困难。心理治疗的焦点是协助对方作出心理行为方面的改变，恢复或重建其受损的心理功能。

（5）矫形支具的使用。支具是一种置于身体外部，旨在限制身体的某项运动，从而辅助手术治疗效果，或直接用于非手术治疗外固定的体外支撑装置。在外固定的基础上加上压点，就可以成为矫形支具，用于身体畸形的矫正治疗。

（6）中医治疗。运用中国传统医学理念，通过针灸、推拿、中药等方式对老年人进行治疗。中国传统医学博大精深，在康复的过程中起着重要的作用。

（7）康复护理。康复护理包括评价老年人的残疾情况、预防继发性残疾和并发症的发生、功能训练护理、心理护理、指导老年人自主进行日常生活活动能力训练、指导使用辅助器具及训练、皮肤管理、营养护理等。

三、老年人能力维护与康复注意事项

1. 老年人能力维护与康复对象的选择

基于全面、细致的功能评定，充分评估哪些老年人可以从康复中最终获益。选择那些具有功能改善潜能的、通过康复干预可以有效预防继发性损害的、可以参加一定强度康复训练的老年人作为康复对象。

2. 老年人能力维护与康复训练强度的控制

老年人的康复训练强度设立应基于康复评定基础之上，同时体现个体化和安全、有效原则。应特别关注老年人中耐力低下者、合并心肺功能障碍者、严重骨关节系统疾病者。

3. 老年人能力维护与康复的家庭支持

老年人能力维护与康复应充分发挥家庭的作用，一方面要尽可能为老年人提供家人关怀和家庭温暖；另一方面要对老年人的活动做出支持和肯定，调动他们生活的自主性和积极性。具有强有力家庭支持的老年人其康复训练依从性更好。

四、老年人能力维护与康复实施体系

老年人能力维护与康复实施体系包括急性期住院康复、社区康复、上门康复、居家康复等。

1. 急性期住院康复

急性期住院康复是指疾病急性期或病情不稳定需要住院治疗的老年人在医院接受的相对应的康复治疗。急性期住院康复主要针对急性需要住院治疗的老年人中的活动能力受限者。

2. 社区康复

社区康复是指病、伤、残者经临床治疗阶段后，为减少病、伤、残者身心功能障碍，由社区提供有效、可行、经济的全面康复服务，使病、伤、残者能重返社会。社区康复主要适合合并功能障碍的老年慢性病患者在社区医院（老年康复医院）接受康复治疗，目标是改善身体功能状况和提高日常生活活动能力。

3. 上门康复

上门康复是指具有专业资格的人员通过走进家庭的方式，主动上门为病、伤、残者提供康复服务。上门康复服务适合行动不便又无人接送的老年人，将康复延续到老年人熟悉的环境中。

4. 居家康复

居家康复是指老年人在家庭的环境中得到康复的服务。居家康复需要家庭支持，家庭支持除经济支持、精神支持外，还应为老年人的功能恢复和维护创造适宜的居家环境，从而保证康复的延续性。

第五节　老年人能力评估工作风险管控

一、评估工作中对被评估者的风险管控

在评估工作中，需要被评估者配合老年人能力评估师做一些相应的动作，在此过程中可能存在一些风险，如跌倒、噎食、心搏骤停等。对此老年人能力评估师应提前做好风险管控措施，避免意外发生。

1. 跌倒

（1）跌倒。跌倒是一种突发的意外倒地现象。跌倒可发生于任何年龄，但老年人更多见，可导致心理创伤、骨折及软组织损伤等严重后果，影响老年人的身心健康，增加家庭和社会的负担。有研究表明，在我国65岁以上老年人的意外伤害死因中，跌倒居首位。据统计，有30%的65岁以上老年人曾每年跌倒1次或多次，而80岁以上老年人跌倒的发生率高达50%，跌倒的发生率随着年龄而增加。

（2）跌倒的风险防范措施

1）评估环境的防范

①保持适当的室温。避免老年人因为气温过低导致身体僵硬，协调能力下降而发生跌倒。

②评估空间无障碍。评估空间地面高低无落差、无门槛、无障碍物，铺防滑地砖或地板。楼梯设计双向扶手，能够抓牢。台阶面宽度合适，能够踩稳，阶梯高度一致、适宜，边缘标志醒目、防滑。

③照明设施适当。老年人的视力退化，对于光线的调节适应能力差。评估活动范围内保持光线自然、强度适中，光线太强或太弱都会使人感到眩晕或者看不清物品。

④卫生间使用坐式马桶。马桶两旁安装适当高度的扶手，地面铺防滑砖或吸水性

强的防滑垫,避免地垫滑动。

2)衣着的防范。太长或者太宽的衣服、裤子,磨损严重或者不防滑的鞋子,都可能成为老年人跌倒的隐患。所以,老年人的衣裤不可过长或者过宽,裤管的长度不应超过脚踝;鞋子要合脚、防滑,且鞋内不要垫太厚的鞋垫,以免影响脚底的感觉。

3)辅助器具的防范。将拐杖、助步器、轮椅等辅助器具放置于方便取用的地方,并指导老年人正确使用。

2. 噎食

(1)噎食。噎食是食物未进入食管,嵌顿在咽喉部或者进入气管内造成窒息,是吞咽功能障碍最为严重的并发症之一,与年龄、药物、脑血管疾病等因素有关。老年人随着年龄增长,吞咽功能低下,唾液分泌减少,咳嗽反射能力降低,不能自主排除误入的异物,易发噎食。在发生噎食后,及时、恰当地评估与急救处理,对于挽救老年人的生命至关重要。

(2)噎食的风险防控

1)食物不宜偏烫,进食后不要立即平卧休息,而应保持坐位或半卧位 30 min 以上,以避免胃内容物反流。

2)对于咳嗽、多痰、喘息的老年人,评估前要鼓励充分咳嗽、咳痰,以减轻喘息,避免进食时咳嗽而发生误吸。

3)对有部分吞咽功能障碍的老年人,应选择合适的食物予以喂食,避免进食汤类流质及干硬食物,而应将食物做成糊状,且温度以偏凉为宜,进食不宜过快、过急。

3. 心搏骤停

(1)心搏骤停。心搏骤停是指由于各种原因引起的心脏突然停止跳动,心脏泵血功能突然终止。在心搏骤停发生后,会引起全身严重缺血、缺氧,如果不及时抢救,可导致死亡。因此,心搏骤停是最危重的急症,必须争分夺秒、积极抢救。心搏骤停表现为突然意识丧失,伴有局部或全身性抽搐,呼吸断断续续,迅速变浅、变慢或停止,大动脉搏动消失、心音消失,皮肤苍白或发绀,瞳孔散大,神经反射消失,可出现大小便失禁。

(2)心搏骤停的判断

1)判断意识。双手拍打患者双肩并呼叫,观察反应。若无反应,说明意识丧失。

2)判断颈动脉搏动。右手食指、中指并拢,沿患者气管摸到喉结,在喉结旁 2~3 cm 处触摸搏动情况。若未触及搏动,说明颈动脉搏动消失。

3)判断呼吸。抢救者耳部贴近患者口鼻,面向患者胸部,以耳听呼吸道有无气体通过的声音、面部感觉呼吸道有无气体排出及眼看胸廓是否有起伏判断患者呼吸情况。

（3）心搏骤停的抢救

1）立即进行心肺复苏。心肺复苏是针对呼吸、心跳停止的患者所采取的抢救措施，即用心脏按压或其他方法形成暂时的人工循环（见图2-1），恢复心脏自主搏动和血液循环，用人工呼吸代替自主呼吸，达到恢复苏醒和挽救生命的目的。心肺复苏的最终目的是脑功能的恢复。

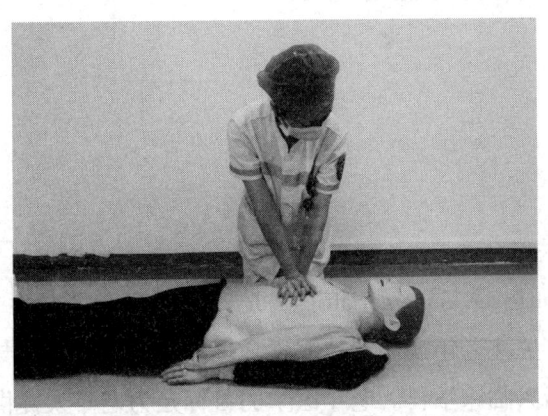

图2-1 心肺复苏

2）拨打120急救电话。电话内容应简单介绍患者的既往病史、现场情况以及其他特殊情况；留下能够与现场联络的电话号码，以便急救人员与现场联络指导自救；如果身旁有旁观者，请他协助召援后，帮助现场抢救。挂断电话时一定要让120先挂线，保证对方已经完整了解他们所需要的信息。

二、评估工作中对老年人能力评估师的风险管控

1. 对人身安全的风险防控

（1）上门评估要求2人及以上人员参加，若被评估者病情不稳，应待被评估者病情稳定后再进行评估。

（2）评估机构应为老年人能力评估师提供意外险及第三者责任险等多种保险。

（3）配置工作记录仪，对评估过程进行全程录像记录，防止发生纠纷。

（4）也可以为老年人能力评估师在评估工作中配置一键报警仪，防止发生意外。

2. 对纠纷的风险防控

（1）老年人能力评估师需要取得国家颁发的相应证书，在评估前做好准备工作。

（2）工作时将工作记录仪、手机、定位系统调整为工作状态。

（3）良好、有效的沟通可以避免一些工作中的纠纷。

第三章

老年医学基础知识

老年医学（geriatric medicine/geriatrics）是一门研究人类寿命、衰老规律及机制，探讨延缓衰老对策，关注老年病防治，探索合理的社会医疗保障与管理，促进老年人身心健康的综合性新兴临床学科。老年医学的目标是为老年人提供全面、合理的诊疗与预防保健服务，最大限度地维持或改善老年人的功能状态，提高老年人及其家人的生活质量。老年医学主要包括与老年人相关的医学基础研究、临床医学、康复医学、流行病学、预防保健和社会医学等多个维度。

第一节 老年综合评估基础知识

一、老年综合评估概述

老年综合评估（comprehensive geriatric assessment，CGA）是以一系列评估量表为工具，从疾病、认知、情感、生活能力、生活环境、社会支持系统和信仰等多维度对老年人进行全面的评估，并根据评估结果进行干预，制订维持、改善老年人身心健康的治疗计划，最大程度地提高老年人的生活质量。

1. 老年综合评估的适用人群

老年综合评估适用于60岁以上，存在日常生活能力下降（失能尤其是最近恶化者），伴有老年综合征、老年共病（同患多种疾病）、多重用药、精神问题、合并社会问题（独居、缺乏社会支持、疏于照顾）以及多次住院者。对于合并有严重疾病（如疾病终末期、重症等）、严重痴呆、完全失能的老年人以及健康老年人可酌情开展部分评估工作。

2. 老年综合评估的实施

老年综合评估的实施应由具备老年综合评估技术开展资质的专职人员，或者多学科团队如老年科医生、临床营养师、康复治疗师、临床药师、护师、精神科医师等分别进行。

3. 老年综合评估的应用

老年综合评估可应用于老年人连续医疗的各个环节，包括急性和亚急性住院医疗、转诊医疗，也包括医院外的初级保健、康复医疗和长期照护等。

（1）在综合医院住院患者中的应用：老年急性医疗单元、老年医学评估和管理单元、老年康复单元等。

（2）在老年科门诊中的应用：门诊进行老年综合评估能有效改善老年人的功能状态及降低死亡率。

（3）在居家照护中的应用：预防性家访项目，以老年综合评估为基础，使社区衰弱的老年人接受规范化的预防医疗、慢性病及老年综合征管控。

二、老年综合评估的具体内容

1. 一般情况评估

一般情况评估包括姓名、性别、年龄、身高、体重、婚姻状况、吸烟、饮酒、文化程度、职业状况、业余爱好、疾病、用药信息等的评估。

2. 功能评估

因为衰老或疾病的影响，老年人常常有不同程度的功能下降或者老年综合征。各种老年问题和老年综合征影响老年人的生活质量和功能状态。功能评估包括日常生活活动能力、跌倒风险、视力听力等感官功能、认知功能、心理状态等评估。

（1）日常生活活动能力评估。个人日常生活活动能力评估一般包括3个层面：基本日常生活活动能力、工具性日常生活活动能力和高级日常生活活动能力。基本日常生活活动能力评估目前应用最广、研究最多。

（2）躯体功能和跌倒风险评估

1）询问跌倒史。询问被评估者近1年内的跌倒史，如果反复跌倒（≥2次）或者跌倒1次但有外伤，都需要进一步评估。

2）平衡和步态测试。平衡和步态测试可以采用观察法判断老年人步态和平衡的异常；也可以使用量表如"起立－行走"计时测试、伯格平衡量表进行评估。

"起立－行走"计时测试是一种快速定量评定功能性步行能力的方法，适用于评估老年人的行动能力、平衡性、行走能力和跌倒风险。

伯格平衡量表选择14个动作对被评估者进行评定，每个动作又依据被评估者的完成质量分为0~4分五个级别予以记分，最高分56分，最低分0分。评分越低，表示平衡功能障碍越严重，低于40分表示有摔倒的危险。

3）跌倒风险评估。跌倒被认为是老年人最常见的意外事故，为了更好地预防跌倒的发生，可以按照Morse跌倒评估量表对被评估者进行跌倒风险评估。

Morse跌倒评估量表包括跌倒史／视觉障碍、医学诊断、使用助行器具、静脉治疗／置管／使用药物治疗、步态、精神状态等评估项目。量表总分125分，得分越高发生跌倒的风险就越大。低度风险总分<25分；中度风险总分25~45分；高度风险总分>45分。根据评分结果，重点关注中、高度风险患者，并给予有针对性的干预措施。

4）评估注意事项

①在询问跌倒史时，如被评估者不愿叙述，或被评估者合并认知功能障碍、精神障碍等，应询问与被评估者长期一起生活的家属或照护者。

②在询问现病史和既往史时，可按照老年常见系统疾病询问，或通过查阅被评估者的病案了解疾病和用药史。

③行走辅具的使用可通过观察和询问结合的方式进行了解。

（3）感官评估

1）视力评估。一般可采用Snellen视力表，也可采用简便筛检方法评估，只需被评估者阅读报纸标题或者文字进行简单初评。老年人能力评估师应询问视力障碍病史，评估双眼视力障碍情况，询问有无配镜史。视力评估在老年综合评估中只是初筛有无视力障碍，评估会不会加剧跌倒等老年综合征的发生。对于引起视力障碍的病因，建议被评估者进一步接受眼科专科诊治。

2）听力评估。在听力评估前要排除耳垢阻塞或中耳炎的可能。老年人能力评估师站在被评估者后方约15 cm，说出几个字，若被评估者不能重复说出一半以上的字时，则表示可能有听力方面的问题。建议询问被评估者听力障碍病史以及有无戴助听器等辅助听力装置，评估双耳听力障碍的情况。对于引起听力障碍的病因，建议被评估者进一步到耳鼻喉科诊治。

（4）精神、心理状态评估。精神、心理状态评估包括认知功能、焦虑、抑郁等的评估。

1）老年人认知障碍评估。老年人认知障碍包括轻度认知功能障碍和痴呆。目前国内外应用最广泛的认知功能筛查量表是简易智力状态检查量表。

2）老年人焦虑、抑郁评估。老年人常因伴随慢性疼痛、合并有多种慢性病（如糖尿病、心血管病、胃肠疾病）存在各种难以解释的躯体症状，或者近期有明显的心理社会应激事件，从而出现老年焦虑、抑郁不良情绪。老年抑郁量表在筛查或评估老年焦虑、抑郁症状方面起着非常重要的作用。

3. 老年人其他常见问题的筛查和评估

（1）营养状态评估。目前评估方法包括营养风险筛查（nutritional risk screening，NRS）和微型营养评价（mini-nutritional assessment，MNA）等。营养风险筛查（NRS）是用来判断人体是否需要营养支持的筛查方法。微型营养评价（MNA）是一种专门评价老年人营养状况的方法，但其评估项目多，调查较烦琐，而微型营养评定简表（mini-nutritional assessment short-form，MNA-SF）与微型营养评价（MNA）有很好的相关性，且敏感度及特异度好、指标容易测量，可作为老年人营养不良的初筛工具。

（2）衰弱评估。衰弱是一种老年综合征，常见于高龄或合并多种疾病的老年人。衰弱的老年人发生跌倒、失能和死亡的风险增加。衰弱分为原发性衰弱和继发性衰弱。衰弱是一个缓慢进展的过程，可以根据临床衰弱量表（clinical frailty scale，CFS）分为9个等级，不同的等级表现不同。

1级：非常健康，处于所在年龄最健康的状态。

2级：健康，无明显的疾病状态，但不如等级1健康。

3级：维持健康，存在着能够控制的健康缺陷。

4级：脆弱易损伤，容易感到疲乏，但是日常生活不需要帮助。

5级：轻度衰弱，动作明显缓慢，日常生活活动能力受到影响。

6级：中度衰弱，所有的室外活动都需要帮助。

7级：严重衰弱，个人生活完全不能自理。

8级：非常严重的衰弱，生活完全不能自理，接近生命的终点。

9级：终末期，接近生命的终点，生存期小于6个月。

（3）肌肉衰减综合征评估。简称肌少症，与年龄增长密切相关，是导致衰弱的主要原因之一，表现为体重减轻、低蛋白血症、抵抗力下降、生活自理能力下降、跌倒和骨折等意外风险增加。建议将测定肌力（握力测定）和肌功能（日常步行速度测定）作为肌少症筛选的检测项目。常采用简易五项评分问卷（SARC-F）对肌少症高危人群进行筛查。

（4）疼痛评估。老年人的疼痛评估需详细询问疼痛病史和进行体格检查。被评估者需回顾疼痛的位置、强度、加重及缓解因素，是否影响情绪和睡眠，疼痛部位是否有感觉异常，痛觉超敏、感觉减退、麻木等。老年性疼痛的评估包括视觉模拟评分法（visual analogue scale，VAS）和数字评价量表（numerical rating scale，NRS）。

（5）共病评估。共病是指老年人同时存在2种或2种以上的慢性疾病，可以使用老年累积疾病评估量表对各系统疾病的类型和级别进行评估，老年累积疾病评估量表对共病评估较为完善，应用较多。

（6）多重用药评估。多重用药的诊断标准目前尚未达成共识，当前临床应用最为广泛的标准通常是将"应用5种及以上药品"视为多重用药，可以通过美国老年医学会（AGS）发布的《老年人潜在不适当用药Beers标准（2019版）》和《中国老年人潜在不适当用药目录（2017版）》评估老年人潜在的不恰当用药。

（7）睡眠障碍评估。老年人睡眠障碍的评估方法主要包括临床评估和量表评估等。临床评估包括具体的失眠表现形式、作息规律、与睡眠相关的症状以及失眠对日间功能的影响、用药史以及可能存在的物质依赖情况，进行体格检查和精神心理状态评估等。量表评估可以使用匹兹堡睡眠质量指数量表和阿森斯失眠量表。

（8）口腔问题评估。口腔评估主要检查被评估者牙齿脱落、假牙的情况，评估假牙佩戴的舒适性、有无影响进食的问题。口腔评估重点在于口腔问题是否影响进食、情绪、营养摄入等。

（9）尿失禁评估。尿失禁评估采用国际尿失禁咨询委员会尿失禁问卷简表评估尿失禁的发生率和尿失禁对老年人的影响程度。

（10）压力性损伤风险评估。压力性损伤风险评估的内容主要分为量表评估和皮肤状况评估两个方面。量表评估推荐使用布雷登压疮危险因素预测量表，它是全球应用最广泛的压力性损伤评估量表。皮肤状况评估内容包括指压变白反应、局部热感、水肿和硬结、局部有无疼痛。

（11）社会支持评估。社会支持评估目前应用最广泛的是社会支持评估量表，它适用于神志清楚且认知良好的老年人。

（12）居家环境评估。居家环境评估只针对接受居家护理的被评估者，目前国内以自制评估问卷为主。

三、老年综合评估的干预措施

根据老年综合评估结果，采取相应的干预措施（见表3-1）。

◆ 表3-1 老年综合评估内容、筛查方法和干预措施

评估内容		筛查方法	干预措施
全面医疗评估	疾病（共病）	老年累积疾病评估量表	医院专科疾病管理（慢性病管理）
	用药管理（多重用药）	询问药物使用情况	医院专科疾病管理（慢性病管理）
	营养	测体重，计算BMI（体重指数），营养风险筛查	膳食评估，营养师指导
	听力	询问听力情况，进行听力测试	耳鼻喉科诊治，佩戴助听器
	视力	询问视力情况，进行视力测试	眼科诊治，纠正视力障碍
	口腔	询问口腔及咀嚼情况	口腔科治疗，佩戴假牙
	尿失禁	尿失禁问卷简表	泌尿科诊治
	肌少症	肌力（握力）测定，肌功能（日常步行速度）测定，简易五项评分问卷	康复锻炼，专科诊治
	压疮	布雷登压疮危险因素预测量表，皮肤状况评估	针对性照护，康复治疗，专科诊治
	疼痛	询问，体格检查，视觉模拟评分法，数字评价量表	寻找病因，疼痛科诊治
	睡眠障碍	询问，体格检查，匹兹堡睡眠质量指数量表，阿森斯失眠量表	心理科或者神经科诊治
	衰弱	询问综合情况，临床衰弱量表	康复锻炼，专科诊治
认知和情感（焦虑、抑郁）		简易智力状态检查量表，简易认知评估（画钟测验和即刻记忆测验），询问焦虑、抑郁症状，老年抑郁量表	神经科、心理科诊治
躯体功能		日常生活活动能力评估表，Lawton-Brody工具性日常生活活动能力评估量表	康复治疗、陪伴和照顾
		询问跌倒史，平衡和步态测试	预防跌倒宣教、居住环境改造、使用行走辅具
社会支持和居家环境		社会支持评估量表	社会工作者参与、心理及社交指导
		询问，自制评估问卷	居家环境适老化改造

第二节 老年常见病

一、冠心病

冠心病，是冠状动脉粥样硬化性心脏病的简称，当心脏的冠状动脉发生粥样硬化时，会引起冠状动脉管腔狭窄，造成动脉血流不畅，进而导致心肌组织缺血、缺氧，严重者可导致动脉完全阻塞，心肌组织坏死。冠心病严重危害了老年人的身体健康，冠心病的发病率随着老年人数量不断递增而上升。

1. 主要危险因素

（1）高血压。

（2）血脂异常。

（3）超重和肥胖。

（4）糖尿病。

（5）不良生活方式，如吸烟、高脂饮食、缺乏运动等。

（6）冠心病家族史。

对于已经患有冠心病的老年人，劳累、精神紧张、忧虑等也可加重病情。

2. 主要症状

随着病情不断进展、恶化，冠心病可出现心绞痛、急性心肌梗死甚至猝死等，其中心绞痛可分为稳定型心绞痛和不稳定型心绞痛。

（1）稳定型心绞痛。稳定型心绞痛是临床常见的一种心绞痛，以发作性胸痛为主要临床表现，部位主要是在胸骨后，也可偏左侧或心前区。自觉疼痛在深部而不在体表，疼痛范围是一片，可伴有放射痛。每次发作时疼痛部位相对固定。疼痛的性质多为憋闷或压迫感，偶伴濒死的恐惧感。

（2）不稳定型心绞痛。不稳定型心绞痛是指存在于稳定型心绞痛和急性心肌梗死之间的一种不稳定的心肌缺血综合征。

（3）急性心肌梗死。急性心肌梗死是指在冠状动脉病变的基础上，由于某些诱因致使冠状动脉粥样斑块破裂，血液中的血小板在破裂的斑块表面聚集，形成血块突然阻塞冠状动脉管腔，导致心肌缺血坏死。急性心肌梗死起病急、进展快、死亡率高，是需要紧急抢救的危急重症。

胸部疼痛是急性心肌梗死最先出现的症状，疼痛部位和性质与心绞痛相似，常发生于安静或睡眠时，但疼痛程度更重、范围更广，持续时间可长达数小时或数天，休息或含服硝酸甘油片不能缓解。病人常烦躁不安、大汗淋漓、恐惧，有濒死之感。部分患者无疼痛感，开始即表现为休克或急性心力衰竭；少数患者发病时没有典型症状，容易漏诊、误诊。

二、高血压

高血压是老年人群的常见病、多发病，主要引起心、脑、血管、肾脏及眼底病变，可以出现心脏损害、血管损害、肾脏损害及眼底损害（眼底出血）等相关症状。

《中国老年高血压管理指南（2019）》将老年高血压定义为年龄≥65岁，收缩压≥140 mmHg，和/或舒张压≥90 mmHg者即可诊断为老年高血压。《中国老年高血压管理指南（2019）》将高血压分为1~3级，老年高血压的分级标准（见表3-2）与一般高血压人群保持一致。

◆ 表3-2　老年人高血压分级标准

分类	收缩压（mmHg）		舒张压（mmHg）
正常血压	<120	和	<80
正常高值	120~139	和/或	80~89
高血压：	≥140	和/或	≥90
1级高血压（轻度）	140~159	和/或	90~99
2级高血压（中度）	160~179	和/或	100~109
3级高血压（重度）	≥180	和/或	≥110
单纯收缩期高血压	≥140	和	<90

注：当收缩压和舒张压分属于不同级别时，以较高的分级为准。

1. 主要症状

高血压的症状主要包括头痛、头晕、头昏、气喘、呼吸困难、浮肿、视力障碍、恶心、呕吐等，严重者还可出现偏瘫、少尿、心悸、失眠等并发症症状。

（1）头晕。头晕是高血压最多见的症状，有些持续时间很短，常在突然下蹲或起立时出现；而有些是持续性存在的，头部有持续性的沉闷不适感，还可出现头晕目眩、视物旋转、耳鸣、恶心呕吐等症状，严重时妨碍思考、影响工作，对周围事物失去兴趣。

（2）头痛。头痛也是高血压的常见症状，多为持续性钝痛或搏动性胀痛，甚至有炸裂样剧痛。常在早晨睡醒时发生，起床活动及饭后逐渐减轻。疼痛部位多在额部两旁的太阳穴和后脑勺处。

（3）烦躁、心悸、失眠。患有高血压的老年人性情通常比较急躁，遇事敏感，易激动。心慌、失眠较常见，失眠多为入睡困难或早醒、睡眠不踏实、噩梦多、易惊醒。

（4）部分老年人由于没有临床症状，直接以高血压急症就诊，可表现为视力模糊、气促，检查眼底可见眼底出血、渗血，严重者可表现为中风、心绞痛、肾功能不全等。

2. 高血压的治疗

主要分为药物治疗和非药物治疗。非药物治疗包括低盐饮食、戒烟、限酒、合理饮食和适当体育运动等。

三、心律失常

心律失常，是指心脏跳动的频率或者节律出现异常的表现。正常人心跳频率在 60~100 次/min，整齐且有规律。而心律失常可表现为心跳频率异常，过快或者过慢；也可表现为节律异常，心跳不规律；还可表现为频率及节律同时存在异常。心律失常是老年人常见的疾病，可以通过心电图、动态心电图对其进行诊断。轻度的心律失常无明显的临床表现，较严重的心律失常，如病窦综合征、快速心房颤动、阵发性室上性心动过速、持续性室性心动过速等，可引起心悸、胸闷、头晕、低血压、出汗，严重者可出现晕厥、突发全身抽搐，甚至猝死。由于心律失常的类型不同，临床表现也各异。

四、心力衰竭

心力衰竭，是指由于各种原因而导致心功能不全的复杂临床综合征，是心血管疾病终末阶段的临床表现，它的发生与发展是一个动态过程。

1. 分类、分级和分期

（1）心力衰竭的分类。按照发病急缓可分为急性心力衰竭和慢性心力衰竭；按照发生位置可以分为左心衰、右心衰和全心衰；按心排量可分为射血分数降低型心力衰竭、射血分数保留型心力衰竭和中间范围射血分数心力衰竭。

（2）心力衰竭的分级。纽约心功能分级（New York heart association，NYHA）将心力衰竭分为1级、2级、3级、4级（见表3-3）。

● 表3-3 纽约心功能分级（NYHA）

分级	症 状
1	活动不受限，日常体力活动不引起明显的气促、疲乏或心悸
2	活动轻度受限，休息时无症状，日常活动可引起明显的气促、疲乏或心悸
3	活动明显受限，休息时可无症状，轻度日常活动即可引起明显的气促、疲乏或心悸
4	不能从事任何活动，休息时也有症状，任何体力活动后加重

（3）心力衰竭的分期。心力衰竭可根据病情严重程度分为A～D四个分期。

A期：有心力衰竭高危因素，如患者有高血压、心绞痛、代谢综合征，使用心肌毒性药物等，但尚无器质性心脏（心肌）病或心力衰竭症状。

B期：已有器质性心脏病变，如左心室肥厚、左心室收缩功能降低，但无心力衰竭症状。

C期：器质性心脏病，既往或目前有心力衰竭症状。

D期：需要特殊干预治疗的难治性心力衰竭。

2. 主要症状

（1）左心衰在早期出现疲乏、运动耐力明显减低、心率增加等症状，继而出现劳力性呼吸困难（体力活动后的呼吸困难）、夜间阵发性呼吸困难（夜间睡眠时的呼吸困难）、端坐呼吸（患者平卧时不适，被迫采取端坐位以改善呼吸困难症状）等。

（2）右心衰主要表现为慢性淤血引起的各脏器功能改变，患者可出现腹部或腿部水肿，运动耐量逐渐下降，有时没有明显呼吸困难。

（3）全心衰见于晚期心脏病，病情危重，主要表现为各个组织器官供血不足的相关症状，如四肢冰冷、头晕、少尿、多器官功能障碍等。

（4）急性心力衰竭一般发病急，病情可迅速发展至危重状态。症状表现为突发的严重呼吸困难、端坐呼吸、喘息不止、烦躁不安并有恐惧感，呼吸频率可达30～50次/min，频繁咳嗽并咳出大量粉红色泡沫样痰，严重者可表现为意识模糊，若不及时救治可发展为休克。

3. 日常护理

（1）饮食。低脂饮食，限制钠盐摄入，适当控制饮水量，进食以清淡、易消化为宜，提高膳食纤维摄入的比例，保持大便通畅。建议少食多餐，避免饱餐增加心脏负担，诱发心力衰竭加重。

（2）运动。心力衰竭急性期需卧床休息，可以做被动运动预防深部静脉血栓形成。临床情况改善后，鼓励适当体力活动。

（3）心力衰竭患者应避免过度劳累、情绪激动和精神紧张，注意预防感冒、呼吸道及其他各种感染，严禁不依从医嘱，擅自停药、减药。

五、糖尿病

糖尿病是由于胰岛素绝对或相对缺乏，以及胰岛素抵抗所致的，以长期高血糖为特征的临床综合征。老年人主要以2型糖尿病为主。

1. 临床特征

（1）"三多一少"。吃得多，喝得多，尿得多，体重下降。

（2）病情隐匿。部分患者无明显的"三多一少"症状，而是在体检或其他疾病检查中发现血糖升高。在2型糖尿病早期，并无特别典型的症状，往往首先表现的是进餐后血糖升高，而清晨空腹血糖可能正常或稍高，空腹尿糖也是阴性的。

（3）血糖控制不理想，病程持久，可引起身体多系统损害，糖尿病是导致心脑血管疾病、失明、肾功能衰竭、心力衰竭的重要原因。

2. 诊断标准

糖尿病的诊断是按照1999年的世界卫生组织（WHO）提出的诊断标准进行诊断的。如果有典型的糖尿病症状（烦渴、多饮、多尿、多食、不明原因的体重下降），随机血糖≥11.1 mmol/L，或者空腹血糖≥7.0 mmol/L，或者葡萄糖负荷后2 h的血糖≥11.1 mmol/L，或者糖化血红蛋白≥6.5%就可诊断为糖尿病。如果没有糖尿病典型症状，需复查后确认。

随机血糖是指不考虑上次用餐时间，一天中任意时间的血糖，不能用来诊断空腹血糖受损或糖耐量异常；空腹状态指至少8 h没有进食热量；糖化血红蛋白需在符合标准化测定要求的实验室进行检测。

3. 常见急性并发症

低血糖、高血糖高渗状态、糖尿病酮症酸中毒和乳酸酸中毒是糖尿病常见的急性并发症，需要迅速识别、及时诊断并积极治疗。

（1）低血糖。低血糖是糖尿病常见的急性并发症之一，可导致患者短时间内发生意识丧失而跌倒，造成外伤。还可能引发心律不齐、心肌梗死，甚至昏迷、死亡等不良事件。反复发生严重的低血糖会导致糖尿病患者的认知功能下降。老年人糖调节能力减弱、合并多种疾病、多重用药、合并自主神经病变等均可引发老年糖尿病患者发生低血糖。此外，过度限制碳水化合物的摄入、进餐不规律、空腹运动等不良生活习惯是导致低血糖的常见诱因。

典型低血糖症状包括出汗、心悸、手抖，严重者造成脑功能受损。但老年糖尿病患者低血糖的临床表现有极大的不同，出现低血糖时常表现为头晕、视物模糊、意识障碍等脑功能受损症状，夜间低血糖可表现为睡眠质量下降、噩梦等。

（2）高血糖危象。高血糖危象主要包括高血糖高渗状态和糖尿病酮症酸中毒。高血糖高渗状态临床以严重高血糖、血浆渗透压升高、脱水和意识障碍为主要表现，通常无明显的酮症和代谢性酸中毒。老年糖尿病患者是高血糖高渗状态的最主要人群。感染、降糖药物的不恰当使用、心脑血管疾病和创伤等是高血糖高渗状态的重要诱因。

胰岛素使用不规范、急性感染、心脑血管疾病等是糖尿病酮症酸中毒的重要诱因，主要表现为腹痛、恶心、呕吐和神经系统症状。

（3）乳酸酸中毒。乳酸酸中毒罕有发生，但起病急，死亡率高。当糖尿病患者同时患有肝肾功能不全等疾病时，有可能造成双胍类降糖药物在体内蓄积，引起乳酸酸中毒。乳酸酸中毒一般有口渴、恶心、头痛、意识障碍、血压降低等表现，严重者可发生昏迷。

六、脑卒中

脑卒中（中风或脑血管意外）是一组急性脑血管病的总称，是指由于脑血管突然堵塞或破裂导致脑组织功能或者结构损伤而引起的脑功能障碍的临床事件，可分为出血性脑卒中和缺血性脑卒中两大类，主要包括脑血栓形成、脑栓塞、脑出血、蛛网膜下腔出血等。

脑卒中特别是缺血性脑卒中，是老年人的常见病、多发病，具有起病急、发展快、发病率高、致残率高、死亡率高、复发率高的特点。

1. 主要症状

（1）突发一侧面部口眼歪斜或者一侧肢体无力、麻木。

（2）突发言语不清、表达困难，或者理解力下降，无法交流。

（3）单眼或双眼视物异常，视物模糊或者视力减退。

（4）突发不明原因的头痛、头晕、平衡障碍。

2. 早期识别

（1）"FAST"法则。"F"代表 face，是指有没有面部表情不对称、口角歪斜等情况；"A"代表 arms，是指有没有肢体的力量下降的情况；"S"代表 speech，是指有没有口齿不清或者无法交流的情况；"T"代表 time，出现上述症状应及时就医。

（2）"中风120"三步识别法。"1"代表一张脸，面部是否有不对称，是否有口角歪斜的情况；"2"代表两支手臂是否有单侧无力的情况；"0"是"聆"的谐音，代表聆听讲话是否清晰，是否有表达困难的情况。

3. 诊断方法

颅脑电子计算机断层扫描（CT）、颅脑核磁共振（MRI）、脑血管造影（DSA）可以明确病灶部位、大小、发病机制和脑血管情况。

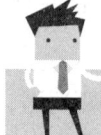 小贴士

缺血性脑卒中的治疗

时间就是生命。脑组织容易损伤，在正常情况下脑血流中断 5 min，脑细胞就会死亡，相应的功能就会丧失，每增加 1 min 的延误，就有 190 万个脑细胞死亡，造成不可逆的损伤。所以，时间就是生命，一旦出现脑卒中，应该争分夺秒进行救治，以免延误最佳的治疗时机。

缺血性脑卒中的救治需要做到"四个早"，即"早识别""早送医""早诊断""早治疗"，才能最大程度地降低致残率和死亡率。

如果能够早期识别，在发病 6 h 内及时送达医院，获得溶栓或者取栓治疗打通血管，有可能恢复脑功能。

七、慢性阻塞性肺疾病

慢性阻塞性肺疾病是呼吸过程中持续存在的，以气流受限为特征的，可以预防和治疗的慢性呼吸系统疾病。慢性阻塞性肺疾病是世界范围内发病率和死亡率较高的疾病之一，更是老年人的常见病、多发病。

1. 诱发因素

（1）多有长期、大量吸烟史。

（2）有较长期的有害物质接触史，如粉尘、烟雾、有害颗粒或有害气体接触史。

（3）有家庭慢性阻塞性肺疾病遗传倾向。

（4）年龄是阻塞性肺疾病的危险因素，年龄越大，患病率越高。

（5）呼吸道反复感染也是导致慢性阻塞性肺病的重要因素。

2. 主要症状

（1）慢性咳嗽、咯痰。

（2）气短或呼吸困难，日常活动甚至休息时也感到气短，运动和呼吸道感染时症状明显加重。

（3）喘息和胸闷。

3. 并发症

（1）呼吸衰竭。呼吸衰竭是指外呼吸功能严重障碍，以致不能进行有效气体交换，导致缺氧伴有或不伴有二氧化碳潴留而引起的一系列生理功能和代谢障碍的临床综合征，常在慢性阻塞性肺疾病急性加重时发生。

（2）肺性脑病。肺性脑病是由于呼吸衰竭导致的缺氧、二氧化碳潴留引起的系列神经精神症状，包括头痛、头晕、烦躁、抑郁、口齿不清、意识丧失等。肺性脑病常继发于慢性阻塞性肺疾病。

八、慢性肾脏病

慢性肾脏病是指肾脏结构或功能异常超过3个月，并影响健康的肾脏疾病。当慢性肾脏病进行性进展，导致以代谢产物潴留、电解质和酸碱平衡紊乱以及内分泌失调为特征的临床综合征，称为慢性肾衰竭，慢性肾衰竭晚期称之为尿毒症。慢性肾脏病病因复杂多样，近年来，因糖尿病、高血压引发老年人慢性肾脏病的发病率有明显升高。

1. 主要症状

慢性肾脏病早期可以无临床症状，伴随原有疾病的进展，逐渐出现血尿、蛋白尿、水肿、腰痛、夜尿增多等一般肾脏疾病的临床表现，以及原有疾病特有的其他临床表现。肾功能损伤可影响患者的多个身体系统，甚至危及生命。

2. 诊断方法

建议老年人定期进行肾功能体检。当出现上述可疑症状时及时前往专业医疗机构就诊，完善相关检查以明确诊断。

九、骨折

骨折是指骨的完整性遭到破坏或连续性中断，不单纯是指骨头断了，还包括裂纹骨折、压缩骨折、撕脱骨折等。骨折多数因直接暴力或间接暴力造成，或因长期、反复、轻微的直接或间接外力集中作用于骨骼的某一点上而发生的疲劳性骨折，还可以因一些骨骼疾病导致骨结构发生破坏，在受到轻微外力时发生骨折，如骨髓炎、骨肿瘤、严重的骨质疏松等。骨折后一般伴有骨折部位的疼痛、肿胀和瘀斑，活动受限。

1. 老年骨折的特点

（1）易因骨质疏松引发骨折。老年人多有骨质疏松，骨组织中矿物成分大量流失，骨基质越来越少，骨脆性增加，在轻微暴力状态下就可能出现骨折，故老年骨折多为骨质疏松性骨折，也称脆性骨折。

（2）骨折后愈合慢。骨折愈合通常需要4～8周，其间老年人身体机能下降，代谢缓慢，骨折局部血液循环差，骨折愈合较年轻人慢。

（3）易出现并发症。老年人常见的骨折并发症有坠积性肺炎、褥疮、尿路感染、血栓、股骨头缺血性坏死等。

2. 老年骨折的诊断

骨折可以通过症状、体征及影像学检查（X射线、CT、MRI）进行诊断。但需警惕老年骨折中有些不具有骨折的典型表现，治疗除遵循治疗骨折的一般原则外，还需结合老年骨折的特殊性制定个体化治疗方案。

十、急性尿潴留

急性尿潴留是指急性发生的膀胱充满尿液而无法排出的疾病，常伴随由于明显尿意而引起的疼痛和焦虑，严重影响患者的生活质量。男性急性尿潴留的发病率明显高于女性，在男性中老年男性发病率更高，其中10%的70～79岁老年男性在5年内发生急性尿潴留，30%的80～89岁老年男性在5年内发生急性尿潴留。

1. 发病原因

急性尿潴留的病因主要有梗阻性、神经源性和肌源性三大类，其中男性急性尿潴留有65%是由于良性前列腺增生引起的，女性的尿潴留常有潜在的神经性因素。除此之外，急性尿潴留常见的诱因还包括全身性麻醉或局部麻醉、过量液体摄入、膀胱过度充盈、尿路感染、前列腺炎、饮酒过量、使用神经类药物等。

2. 诊断方法

尿液在膀胱内不能排出称为尿潴留。如尿液完全潴留膀胱，称为完全性尿潴留；如排尿后膀胱仍有残留尿液，称为不完全性尿潴留；急性发作者称为急性尿潴留。急性尿潴留发病急，患者表现为下腹胀痛，尿意急迫，排尿困难，辗转不安等症状。体格检查，下腹部膨隆，下腹部压痛明显，膀胱区叩击有明显浊音。泌尿系彩超检查，膀胱极度充盈，可发现泌尿系结石、前列腺增大或双侧输尿管扩张伴发肾脏积水等征象。一次性导尿后，导出尿液量可作为膀胱残余尿量标准。

第三节　老年人慢性病管理

一、老年人慢性病管理

老年人慢性病管理是对患有慢性病的老年人进行个体化教育、支持和管理的医疗服务，是一个长期、动态的过程。其主旨是通过调动个体、群体及整个社会的积极性，有效地利用有限的医疗卫生资源，达到用最小的投入获取最大的慢性病防治效果的目的。

老年慢性病管理包括四部分内容（见图3-1）：确定关注对象，综合评估，定期随访及健康体检，分类干预。这四个部分不是独立的个体，而是一个有机的整体。在确认了关注对象后对关注对象进行综合评估，按照评估结果定期随访及检查，再根据随访情况及检查结果及时地进行分类干预，制定可行性目标及处置方案，并在一定期限内对关注对象再次进行随访及评估，用以评判干预措施的效果。在这里，我们主要指患有高血压、糖尿病、冠心病、脑卒中等疾病的老年人的慢性病管理。

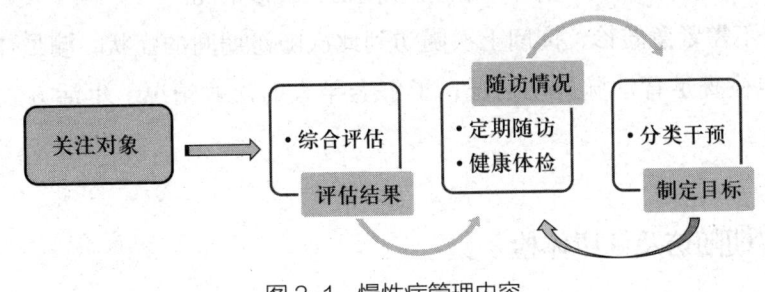

图3-1　慢性病管理内容

二、综合评估

根据老年人提供的医学及健康资料，结合在评估过程中采集到的相关信息，对关注对象进行综合性评估，根据评估结果对患有不同慢性病的老年人制定个体化的健康管理方案，方案内容包括定期随访、健康体检及分类干预，本部分主要介绍高血压及糖尿病管理的相关内容。

1. 高血压的评估内容

（1）对所有参与评估的老年人，每半年进行一次血压检测，发现收缩压 ≥ 140 mmHg 和/或舒张压 ≥ 90 mmHg 的老年人，在去除可能引起血压升高的因素后预约其复查，非同日 3 次测量血压均高于正常值，可建议其到医院就诊并制定治疗方案，2 周内随访转诊结果，对已确诊高血压的老年人纳入高血压老年人健康管理。

（2）在测量血压时要评估是否存在危急情况，如出现收缩压 ≥ 180 mmHg 和/或舒张压 ≥ 110 mmHg，或出现意识改变、剧烈头痛、头晕、恶心呕吐、视力模糊、眼痛、心悸、胸闷、喘憋不能平卧等情况，或存在其他疾病时，需紧急转至医院进行处理。对于紧急转诊者应在 2 周内主动随访其转诊情况。

（3）若不需要紧急转诊，询问上次随访到此次随访期间的症状，测量体重、心率，计算体脂指数，了解老年人的疾病情况、生活方式及服药情况。

2. 糖尿病的评估内容

（1）对所有参与评估的老年人，建议其至少每年测量 1 次空腹血糖，并接受医务人员的健康指导。对确诊的糖尿病老年人纳入糖尿病老年人健康管理。

（2）在测量空腹血糖时要评估其是否存在危急情况，如出现血糖 ≥ 16.7 mmol/L 或血糖 ≤ 3.9 mmol/L，或出现意识行为改变、呼气有烂苹果样丙酮味、心悸、出汗、食欲减退、恶心呕吐、多饮多尿、腹痛、皮肤潮红、持续性心动过速（心率超过 100 次/min）、体温超过 39 ℃，或有其他疾病和突发异常情况时，需紧急转至医院进行处理。对于紧急转诊者，应在 2 周内主动随访其转诊情况。

（3）若不需紧急转诊，询问上次随访到此次随访期间的症状，测量体重，计算体脂指数，检查足背动脉搏动情况，了解老年人的疾病情况、生活方式及服药情况。

三、定期随访及健康体检

1. 定期随访

根据评估结果，对不需紧急转诊的慢性病老年人，至少每年进行 4 次面对面随访；对需要紧急转诊的慢性病老年人应在 2 周内主动随访；对随访结果控制不满意的慢性病老年人增加随访次数（可为电话随访），也应在 2 周内完成。

2. 健康体检

对于慢性病老年人，还应每年进行 1 次较全面的健康体检，体检需到相应的医疗机构完成。体检内容包括体温、脉搏、呼吸、血压、空腹血糖、身高、体重、腰围等测量，皮肤、浅表淋巴结、心脏、肺、腹部等常规体格检查，并对口腔、视力、听力和运动功能等进行判断，还要进行血常规、尿常规、血糖、血脂、肝功、肾功、心电图和腹部 B 超等辅助检查。体检结束后及时收集相关健康信息并存入健康档案或评估表中。

四、慢性病的分类干预

1. 高血压的分类干预

（1）对血压控制满意（一般高血压老年人血压降至 140/90 mmHg 以下；≥ 65 岁高血压老年人的血压降至 150/90 mmHg 以下，如果能耐受，可进一步降至 140/90 mmHg 以下；一般糖尿病或慢性肾病老年人的血压可以在 140/90 mmHg 基础上再适当降低）、无药物不良反应、无新发并发症或原有并发症没有加重的老年人，预约下一次随访时间。

（2）对第一次出现血压控制不满意的老年人，结合其服药依从性，如果服药依从性差，未按时服药或未按医嘱定时定量服药的，可对其服药情况进行健康教育，叮嘱其按时按剂量服药，可以和其家属进行沟通，督促其服药；如果服药依从性好，但血压控制不满意或出现药物不良反应的老年人，必须转诊至相应医疗机构调整治疗方案，督促其服药，并于 2 周内随访。

2. 糖尿病的分类干预

（1）对血糖控制满意（空腹血糖值 <7.0 mmol/L）、无药物不良反应、无新发并发症或原有并发症没有加重的老年人，预约下一次随访时间。

（2）对第一次出现空腹血糖控制不满意的老年人（空腹血糖值 ≥ 7.0 mmol/L），结合其服药依从性，如果服药依从性差，未按时服药或未按医嘱定时定量服药的，可对其服药情况进行健康教育，叮嘱其按时按剂量服药，可以和其家属进行沟通，督促其服药；如果服药依从性好，但血糖控制不满意或出现药物不良反应的老年人，必须转诊到相应医疗机构调整治疗方案，督促其服药，并于 2 周内随访。

对所有老年人进行有针对性的健康教育，与老年人一起制定生活方式改进目标，并在下一次随访时评估进展，并告知老年人出现哪些异常时应立即就诊。

第四节　老年人用药管理

消化道、肝脏、肾脏是药物吸收、代谢、清除的重要器官，而老年人消化道、肝脏、肾脏的生理功能、代偿能力均随年龄增加而下降。此外，一些老年人患有多种疾病，每种疾病需要一种甚至多种药物治疗，因此，老年人用药还面临多重用药的问题。因此，老年人用药需格外谨慎，除考虑药效外，还要兼顾不良反应，权衡利弊，评估风险与获益。

一、老年人药物代谢的特点

1. 药物的吸收
随着年龄的增长，人体胃肠道血流量逐渐减少，维生素C、铁剂等需通过主动转运吸收的药物，其吸收速度和吸收效率都会明显降低。

2. 药物的代谢
肝脏是药物代谢的主要器官，但是随着年龄的增长，肝脏的形态和功能均会发生明显的改变。老年人肝脏的体积变小，肝脏血流量减少，肝脏代谢药物的能力逐渐下降。

3. 药物的清除
老年人的肾小球滤过率降低，肾脏的药物清除率降低，因此，一些主要经肾脏排泄的药物受影响较大，药物在体内停留时间延长，容易在体内蓄积，导致血液中药物含量增加，从而引发药物中毒。

二、影响老年人用药的因素

1. 自身因素
（1）生理因素

1）年龄因素。老年人随着年龄的增大，疾病种类往往增加，需服用的药物相应增多。

2）视力因素。老年人视力下降，容易分不清形状、颜色相近的药物，造成药物的错服。

3）听力因素。老年人听力下降，不容易准确听清楚医嘱，出现多服、漏服、误服药物现象。

4）记忆力因素。老年人记忆功能下降，造成药物多服、漏服或者误服。

（2）心理因素。一方面，老年人容易轻信广告或偏方而不遵医嘱用药，从而造成严重的后果；另一方面，由于长期患病，老年人容易对药物治疗产生抵触情绪，拒绝服药或不按医嘱服药，这些都不利于老年人的身体健康。

2. 药品因素

目前市面上药品种类繁多，药品名称复杂，一些药品包装、颜色、形状相似，老年人易混淆造成误服。

3. 其他因素

医护人员或药店销售人员未仔细告知老年人用药的相关注意事项，从而造成药品的多服、漏服或误服。

三、老年人用药特点和误区

1. 用药特点

老年人通常患有多种疾病，需要服用不同种类的药物，加之老年人对药物的吸收、代谢减慢或下降，药物在体内积蓄，导致老年人药物不良反应增加。另外，多种药物作用于机体，易与其他药物发生相互作用，增加药物副作用的发生风险。而且，服药多容易在时间、剂量上出错，易出现误服、漏服、重复服药的情况。

2. 用药误区

（1）滥用维生素。许多老年人认为维生素没有副作用，对身体有益无害，可以经常服用。但是大部分维生素是可以从日常饮食中获取的，不需要额外补充，如果长期服用反而可能会诱发药物的副作用。所以，老年人应该按医嘱服用维生素。

（2）凭经验用药。一些老年人当出现与以往症状类似的情况时，经常凭自己的经验习惯用药，但是疾病的发展阶段和身体状况的不同，所用的药物也是不一样的，必须经过医生诊治后根据医嘱用药。

（3）认为药物越贵越好。有的老年人略感身体不适就十分紧张，主动要求使用贵重药品或者住院输液。事实上，用药需要合理和恰当，如果症状与疾病无关则无需用药，在用药的过程中也是能口服就尽量不注射，所用药物要适合老年人的疾病，而不是越贵越好。

（4）偏听偏信。许多老年人治病心切，一旦短时间的治疗没有达到预期疗效，便更换医院、更换药品，或者偏听偏信，根据别人的用药经验进行治疗，甚至听信虚假宣传，滥用"祖传秘方""灵丹妙药"。殊不知，很多慢性病目前尚没有根治的方法，只有根据医嘱坚持用药，同时注意调整生活方式，才能保持较好的身体状况。

（5）多种药一起吃。老年人往往患有多种慢性病，需要服用多种药物。同一时间内服药的种类越多，发生不良反应的风险越大。因此，开药时一定要向医生问清楚，容易"冲突"的药最好在服用的时间上尽量间隔开。

（6）服用过期药。老年人家里常常会储备各种药物，由于老年人视力减退，药品过期后常常无法及时发现。有的老年人勤俭节约，就算发现了药物过期，觉得只要没变质就可以服用。这是非常危险的，药品过期后，其成分可能会发生变化，有的还会产生有毒物质，对身体产生毒副作用。所以，定期检查药品的保质期，及时清理过期药品是非常有必要的。

四、老年人用药原则

（1）受益原则。用药要有明确的适应证，做到有依据地用药。要求用药受益/风险比值>1。药物治疗不仅要考虑受益，还要重视药物的不良反应。老年人用药前一定要权衡利弊，根据病情选择适合的药物品种及给药方式。尽量选择疗效好而不良反应小的药物，以确保用药对老年人安全、有效。

（2）简单原则。老年人常有多种疾病，同时服用多种药物，发生不良反应的可能性大，故用药的品种要尽量简单，切勿随意滥用药物和保健品。

（3）减量原则。老年人肝肾功能减退、白蛋白降低、脂肪组织增加等改变导致对药物的敏感性增加、耐受性降低，故老年人用药时应采用小剂量原则。如果小剂量能达到治疗目的，就没有必要加大剂量。

（4）择时原则。由于许多疾病的发病、加重都具有昼夜的节律性变化，药物的代谢与药效的发挥也有一定的规律性，故应根据疾病情况和药物特点选择合适的用药时间。

（5）个性化原则。由于老年人身体情况、患病史、用药史存在个性化差异，所以，用药的种类、剂量也有所不同，应当根据老年人自身的具体情况选择适合的用药方案。

（6）停药原则。老年人用药期间应密切观察病情变化，如果病情加重或者出现新的症状，应暂停用药，及时就医。

五、老年人用药常见的不良反应

（1）直立性低血压。当服用降压药、抗抑郁药、利尿剂、血管扩张药等药物后，体位忽然变化时，可出现头昏、眩晕甚至晕厥等低血压症状。

（2）精神症状。很多药物服用后可引起精神方面的症状，甚至可发生幻视等幻觉症状。如吩噻嗪类（氯丙嗪、奋乃静等）、洋地黄、中枢抗胆碱药苯海索等药物。

（3）耳毒性。应用氨基甙类抗生素（链霉素、卡那霉素、庆大霉素等），大环内酯类抗生素（红霉素等），抗癌药（长春新碱）等药物可能会引起耳鸣、耳聋等症状。

（4）尿潴留。老年患精神障碍疾病较多，服用抗抑郁药、抗震颤麻痹的抗胆碱药、强效利尿剂时，有可能导致尿潴留，尤其是男性患有前列腺增生时多发。

六、老年人用药注意事项

1. 规定适当的用药时间及服药间隔

（1）降压药。血压存在一定的波动规律，一般在8—10点及14—18点两个时间段最高，18点以后逐渐下降，所以降压药最佳服用时间是在7点，晚上临睡前不宜服用。

（2）降脂药。肝脏合成胆固醇的峰期多发生在夜间，晚餐后服药有助于提高疗效。辛伐他汀宜在睡前服用，阿托伐他汀、瑞舒伐他汀钙无特殊时间要求。

（3）降糖药。格列齐特、格列苯脲、格列吡嗪等促胰岛素分泌药物须在餐前即刻或餐中服用；瑞格列奈和那格列奈较少引起低血糖，建议餐前 10~15 min 给药；阿卡波糖建议于餐中整片吞服，若药物与进餐时间间隔过长，则影响疗效；二甲双胍建议随餐服用。晚上临睡前不宜服用降糖药，易发生低血糖。

（4）激素类药。糖皮质激素的分泌有着一定的节律性，早上8点肾上腺对糖皮质激素的分泌达到高峰，然后从中午开始下降，夜里0点达到最低值，所以，早上7点左右服药可以达到较好的疗效。

（5）消化系统药物。乳酸菌素等助消化药物宜在餐前或就餐时服用；硫糖铝等保护胃黏膜的药物应在餐前 1 h 或者睡前服用，且不宜与牛奶和抗酸剂同服；质子泵抑制剂推荐在餐前服用。

（6）抗血栓药物。阿司匹林肠溶片建议空腹服用（餐前 30 min）；氯吡格雷建议在餐后服用。

（7）镇静催眠药。一般在夜晚临睡前 30 min 服用。

2. 注意药物不良反应

药物不良反应是指在按规定剂量正常应用药物的过程中产生的有害而非所期望的、与药物应用有因果关系的反应。药物不良反应主要包括以下六种。

（1）副反应。副反应也称副作用，由于药物的选择性低，药理效应涉及多个器官，当某一效应用作治疗目的时，其他效应就成为副反应。副反应是在治疗剂量下发生的，是药物本身固有的作用，难以避免。

（2）毒性反应。毒性反应是指在剂量过大或药物在体内蓄积过多时发生的危害性反应，一般比较严重。毒性反应可分为急性毒性反应和慢性毒性反应。急性毒性反应多损害循环、呼吸及神经系统功能，慢性毒性反应多损害内分泌系统、肝、肾、骨髓等功能。慢性毒性反应还包括致癌和致突变反应。

（3）后遗效应。后遗效应是指药物停用后，血药浓度已降至阈浓度以下时，仍残存的药理效应。

（4）停药反应。停药反应是指患者长期用药，突然停药后原有疾病加重，故又称回跃反应。

（5）变态反应。变态反应是一类免疫反应，也称过敏反应，常见于过敏体质患者。反应性质与药物原有效应无关，用药理性拮抗药救治无效。

（6）特异质反应。少数特异体质患者对某些药物反应特别敏感，反应性质也可能与常人不同，但与药物固有的药理作用基本一致，反应严重程度与剂量成比例，药理性拮抗药救治可能有效。

3. 加强用药的健康指导

（1）按医嘱督促、协助老年人按时服药。老年人"久病成医"，常随意增减药物或停药，容易造成严重后果。要对老年人加强药物知识的宣教，告知其遵医嘱用药的重要性。如果老年人感觉身体不适，一定要及时就医调整用药，切不可自行凭感觉增减药物剂量。

（2）对于认知正常的老年人，应详细告知药物的种类、作用、不良反应及注意事项。

（3）对于认知障碍的老年人，做好其家属或照护者药物相关知识的宣教，严密观察老年人用药的情况，确保安全用药。

（4）标识清晰，分类放置。可以用有隔断的颜色鲜艳的药盒将不同药物分类存放，并且用粗记号笔标明药物名称、规格、用法、有效期等，字体要大且字迹清晰，便于老年人分辨。

（5）定期整理，过期药品要及时清理。

第五节 老年人健康教育

一、健康教育概述

世界卫生组织将健康定义为一种身体、心理及社会适应三个方面全部良好的状况。

健康教育是指有计划、有组织、系统的社会教育活动，通过信息传播和行为干预，帮助个人和群体掌握卫生保健知识，树立健康观念，自愿采纳有益于健康的行为和生活方式的教育活动与过程。

健康教育的内容一般包括饮食、活动、疾病预防指导以及进行心理健康教育、死亡教育等。

1. 健康教育的目的和任务

（1）健康教育的目的。健康教育的目的是消除或减少影响健康的危险因素，预防疾病，促进健康和提高生活质量。

（2）健康教育的任务

1）提供教育资源，传授健康知识，提高保健和自护能力。

2）鼓励老年人参与治疗和康复的过程，并提供护理服务。

3）指导老年人通过不断学习，保持自我健康。

4）创造有利于个体行为改变的环境，促进个体选择有利于健康的行为和生活方式。

2. 健康教育的基本原则

（1）平等、真诚。对老年人进行健康教育时，必须建立真诚、平等的沟通模式，缩小彼此的心理差距，消除老年人的顾虑。

（2）尊重。与老年人交谈时，要充分尊重和理解老年人，态度要和蔼，语言要亲切，主动、热情地与老年人及家属进行交流，使老年人及家属乐于接受。

（3）特异性、差异化。不同的老年人来自不同的社会阶层，对健康知识的了解程度不一样，要有目的、有针对性地进行引导，最终使老年人在平等和谐的气氛中受到启发，得到教育。

3. 健康教育的形式

健康教育应根据健康教育对象的特征和健康教育的内容选择适当的形式。一般分为个别指导、集体讲解和座谈会三种形式。

（1）个别指导。个别指导是针对单个老年人进行的健康教育，是最有效的一种健康教育形式。其特点是谈话自由，易于双方的沟通，能根据需要进行，针对性强，简便而灵活。

（2）集体讲解。集体讲解是将多个老年人组织到一起进行宣教的一种健康教育形式。其特点是开放性地宣教，能够使同类型老年人之间互相提醒、交流、讨论、提问，因此也可达到较好的指导效果。

（3）座谈会。座谈会是将老年人聚集在一起，对老年人必需的健康知识或常见疾病知识等进行宣教。其特点是通常在一种非正式及放松的环境中进行，老年人可畅所欲言，双向交流效果良好。

4. 健康教育的方法

健康教育的开展应不拘一格，健康教育的内容既要让受教育者易于接受，同时也能产生良好的效果。健康教育的方法很多，具体可分为以下四种，可采取一种或者多种方法进行。

（1）语言教育法。语言教育法是通过面对面的口头语言进行直接教育的方法。主要包括讲课、谈话、讨论、咨询、鼓励、宣泄等形式。

（2）文字教育法。文字教育法将保健或疾病知识制作成报纸、宣传卡片或宣传手册等，通过简明、形象、生动的文字描述使人们易于接受和掌握，从而达到健康教育目的的一种方法，如糖尿病防治手册、高血压防治手册等。

（3）形象化教育法。形象化教育法是以各种形式的艺术造型，以及生动的文字说明或口头解释，通过人的视觉及听觉而作用于人的大脑的教育方法，如标本模型等。通过形象化教育法可以使老年人更加直观地认识疾病，从而较好地配合治疗及护理。

（4）视听教育法。视听教育法是利用现代化的视听系统（声、光、电）进行健康教育的形式。主要包括录音、投影、电视、网络等。

二、患病老年人的健康教育

1. 高血压老年人的健康教育内容

（1）告知老年人做好降压治疗的准备。治疗前要去医院进行相关检查，了解有无高血脂、糖尿病以及心、脑、肾损害或其他疾病。

（2）告知老年人血压控制目标。一般老年人通过治疗尽量将血压控制在 140/90 mmHg 以下，而对于有糖尿病、慢性肾脏疾病的老年人，则应尽量控制在 130/80 mmHg 以下。

（3）血压自我监测指导。血压监测尽量做到四定，即定时间、定部位、定体位、定血压计。在测血压前，不饮酒、不喝咖啡和浓茶、不吸烟；在吃饭、喝酒、运动和洗澡等活动后，应间隔 30 min 以上再进行血压测量；测量时注意肘部及上臂与心脏处于同一平面；连续监测数次，每次应间隔 2 min 以上，取平均值；注意记录测量结果，以便与医生沟通。

（4）生活方式指导。高血压老年人应采取低盐、低脂、低胆固醇饮食，多食用新鲜的水果、蔬菜。

（5）运动指导。高血压老年人在运动时应注意做到有恒、有序及有度，即经常规律地运动，循序渐进，且根据自身年龄和体质适度运动。

（6）心理指导。指导老年人重视高血压的治疗及护理，避免情绪紧张，保持乐观的心情，知足常乐，可以采取各种方式缓解精神压力和紧张情绪。

（7）用药指导。高血压老年人应坚持遵医嘱服用降压药，不随意增减药量及停药。

2. 糖尿病老年人的健康教育内容

（1）心理健康教育。由于糖尿病是慢性疾病，治疗过程漫长，加之环境因素的影响，患病老年人可能会出现孤独、焦虑、抑郁、悲观、失望等情绪，因此要加强心理健康的关注，帮助老年人树立信心，保持良好的心态。

（2）糖尿病饮食指导。饮食调控是糖尿病的基础治疗方法，是控制血糖、改善脂肪代谢紊乱和糖尿病并发症的重要途径。糖尿病老年人饮食应遵循"等热量交换"和"两高两低"的基本原则，即高蛋白、高纤维素、低糖及低脂肪。可以根据老年人的病情、血糖情况、年龄、身高、体重、劳动强度等指标，计算并制定每天热量摄入总量以及膳食结构比例。

（3）运动指导。适当的运动有助于消除负面情绪，提高胰岛素的敏感性，延缓或防止糖尿病并发症的产生。糖尿病老年人运动强度应适宜，尤其要避免出现低血糖。

（4）用药指导。药物治疗是糖尿病治疗的重要手段，老年人要按照医嘱正确掌握用药的时间、用法及用量。

（5）血糖自我监测指导。血糖水平是糖尿病治疗及医生用药的重要指标，糖尿病老年人应定期去医院进行血糖、尿糖及糖化血红蛋白的监测，全面了解用药水平和血糖控制水平。也可采用便携式血糖仪进行血糖的自我监测,并及时、准确记录。

(6)预防糖尿病并发症的指导。经常测量血压,检查血脂,积极控制治疗高血压和高血脂,定期检查眼底、眼压,防止视网膜病变等严重视力损害。

(7)日常护理指导。糖尿病老年人的鞋袜要合脚、卫生、透气,防止周围神经和血管病变所致的足损伤,不用热水烫脚及使用电热毯、热水袋等,防止烫伤。

第六节 老年人安全防护与应急处理

一、跌倒的安全防护与应急处理

1. 老年人跌倒的安全防护

(1)了解老年人跌倒发生的常见原因,增强防跌意识。

1)年龄因素。老年人为跌倒的高危人群,因为随着年龄的增大,老年人视力和听力出现退化,肌肉、关节功能减弱,平衡能力降低,容易发生跌倒。

2)环境因素。室内东西杂乱,光线昏暗,地面有积水或障碍物,鞋底不防滑等都会造成老年人跌倒。

3)心理因素。有些老年人特别是脾气倔强的老年人,不愿意寻求别人的帮助,往往因活动超过自己的能力范围而跌倒。同时,老年人因身体原因和心理因素易产生焦虑情绪,焦虑时对周围环境的注意力降低也是造成跌倒的原因之一。

4)疾病因素。一些疾病可影响感觉输入、中枢神经系统功能和骨骼肌肉力量的协调,造成老年人跌倒;一些老年人患有糖尿病使用降糖药物,或进食过少导致头晕、疲乏无力而跌倒。

5)家庭因素。有些老年人因子女工作忙或其他原因而单独生活。老年人独居发生跌倒的风险较高。

(2)对于高危人群进行跌倒风险评估(Morse 跌倒评估量表)。

(3)针对发生跌倒的风险因素评估后予以积极干预。

2. 老年人跌倒的应急处理

(1)老年人独自跌倒后不要惊慌,保持冷静。

(2)跌倒时如果是背部着地,那么就弯曲双腿,挪动臀部到放有毯子或垫子的椅子或床铺旁,然后使自己较舒适地平卧,盖好毯子保持体温,如有可能向他人寻求帮助。

(3)休息一会,体力恢复后尽力使自己向椅子或床铺的方向翻转身体,使自己变成俯卧位。

(4)仰头,双手支撑地面,抬起臀部,弯曲膝关节,然后尽力使自己面向椅子或床铺跪立,双手扶住椅面或床面。

(5)以椅子或床为支撑,尽力站起来。

(6)休息片刻,拨打电话寻求帮助,报告跌倒的时间、地点与大致情况。

(7)如果不能站立起来时,尝试爬行及向他人寻求帮助。

(8)照护者发现老年人跌倒时,不要急于扶起老年人,而应根据具体情况采取相应措施或拨打急救电话,尽量避免跌倒后的继发损伤。

3. 案例分析

【例3-1】

老年人田某某,男,86岁,10天前因右膝红、肿、热、痛1天入院治疗,入院诊断为:右膝关节退行性骨关节炎。老人住院期间护士予以Morse跌倒评估量表评分,分值为50分,属跌倒高风险,日常生活自理能力评估为中度依赖。经治疗后康复出院。老人回家第一晚凌晨4:00起床,在无陪护陪伴的情况下自行下床上洗手间,房间地灯未打开,老人也未开启房间日光灯,洗手间内为蹲便器,老人起身时不慎跌倒在地板上。同住的女儿赶忙起床查看,老人说右髋部及右侧头部疼痛,头稍晕,女儿立即带老人前往医院就医并进行相关检查。老人右股骨正侧位片及骨盆前后位X光片显示:右股骨颈骨折。老人后进行右股骨颈骨折手术治疗,恢复良好。

(1)原因分析

1)人员方面。①老年人自身因素。本案例中老人高龄,基本日常生活活动能力为中度依赖,其本身存在右膝关节退行性骨关节炎,以上因素导致老人行动不便增加跌倒风险。②陪护因素。陪护的安全意识不强,对健康宣教认识不足,也是本案例中老人跌倒的重要因素之一。

2)环境方面。夜间未打开房间地灯及日光灯,上洗手间时照明不足,增加老人跌倒的风险。

3)设备方面。洗手间内无坐便器和扶手,是老人跌倒的重要因素。

(2)防范提示。对存在跌倒风险的老年人需要特别加以防护,加强对老年人及陪护人员的照护指导。房间要保持光线充足,厕所、走廊、浴室、洗手间的灯光不能太暗,转角位置需开启照明灯,夜晚房间应打开地灯,行动不便的老年人上洗手间时建议打开日光灯,地面要保持清洁干燥、平整防滑,洗手间应设置坐便器,增加扶手等设施。

二、走失的安全防护与应急处理

1. 走失的安全防护

(1)给老年人制作一张身份卡挂牌,上面应记录老年人的姓名、年龄、家庭住址、联系人电话及老年人的简要病史等情况。当老年人外出时,挂在老年人脖子上或缝在老年人外套上,也可佩戴防走失黄手环。

(2)最好给老年人配备通信设备,预存联系人以及属地派出所等联系电话,把老年人的基本情况以短信方式预存在手机内,这样老年人即使走失也可立即用电话联系。

(3)居住地址、关键电话号码需让老年人反复熟悉,加强记忆。

(4)给老年人穿颜色鲜亮醒目的服装,一是走失后找寻有"特点",二是单独出行时有"亮点",三是来往车辆看见较"醒目",确保交通安全。

(5)不要让患有阿尔茨海默病的老年人独居和独自外出,最好为其配备有GPS定位功能的手表、手环等设备用于定位和追踪。

2. 走失的应急处理

(1)第一时间拨打110或就近向公安机关报案,寻求公安机关帮助。

(2)到老年人经常活动的场所寻找。

(3)携带老年人近期照片到救助站寻找。

(4)印制寻人启事求助路人。

(5)通过各种媒体手段,发布走失老人信息,扩大寻找范围。

(6)对佩戴GPS定位设备的老年人,立即进行追踪、定位。

三、烫伤的安全防护与应急处理

1. 烫伤的安全防护

(1)在家中使用热水袋、暖手器等取暖设备时,温度不能过高,尤其是对有糖尿病或截瘫的老年人要勤检查,避免低温烫伤。

(2)使用合格的电器产品,如电吹风、电熨斗等电器使用完毕后要及时切断电源,以免烫伤。

（3）老年人居室内的陈设应尽量简洁，地面干净、平整，避免老年人摔倒时发生烫伤。

2. 烫伤的应急处理

（1）发生烫伤，可根据现场情况迅速采取有效措施脱离热源，移至安全地带，如有可能应向他人寻求帮助。

（2）烫伤处要立即用大量流动的冷水冲洗，如果穿着衣服或鞋袜时，千万不要着急脱去被烫部位的衣物，可用剪刀剪开覆盖在烫伤处的衣物。

（3）严重烫伤者立即拨打120急救电话，尽早去医院做进一步治疗。

3. 案例分析

【例3-2】

老年人林某某，女性，77岁，丧偶独居，4 h前因头晕在卧室意外摔倒打翻热水瓶，导致开水烫伤左手前臂及颈、胸部，并感到左肩部疼痛且不能活动，遂立即拨打急救电话入院治疗。入院诊断为：左前臂、颈胸部烫伤浅1度4%、左锁骨骨折。老人既往有高血压、糖尿病史，长期服用硝苯地平、瑞格列奈等药物。入院后评估其生活自理能力为55分，属于中度依赖。

（1）原因分析

1）人员方面。高龄、独居老年人，生活自理能力为中度依赖，由于生理功能减退、行动困难、疾病等个体因素发生烫伤意外。

2）环境方面。热水瓶放置在卧室内，老年人在家突发头晕摔倒导致烫伤。

3）社会方面。老年人丧偶、独居，生活中的不安全因素增加。

（2）防范提示。本案例提示，应加强对高龄、独居、患病老年人的关注，有效落实防范措施，消除各类不安全因素。

四、噎食的安全防护与急救的基础知识

1. 噎食的安全防护

（1）进食体位的选择。老年人在进食时应采取坐位或半卧位。中枢性舌瘫和面瘫者，坐位进食时头应偏向健侧，卧位进食时应采用健侧卧位。

（2）食物的准备。老年人的食物应少而精，软而易消化。避免食用汤圆、糍粑类粘牙、不易吞咽的食物。

（3）进食时要注意力集中，不做与进食无关的事，如看电视、说话等。进食速度宜慢，每口食物不宜过多。对于易呛者，应把食物加工成糊状，水分应混在食物中

摄入。

2. 噎食的应急处理

（1）自救腹部冲击法。自救腹部冲击法的实施方法是：一只手握拳，另一只手握住拳头，快速冲击腹部；或靠在一张椅子的背部顶端，或桌子的边缘，或阳台栏杆转角，快速挤压腹部。在这种情况下，任何钝角物件都可以用来挤压腹部，使阻塞物排出。

（2）立位腹部冲击法。立位腹部冲击法的实施对象是清醒的老年人。

1）抢救者站在老年人背后，用两手臂环绕老年人的腰部。

2）一手握空心拳，将拇指侧顶住老年人腹部正中线肚脐上方两横指处、剑突下方。

3）用另一手抓住拳头，快速向内、向上挤压，冲击老年人的腹部。

4）约每秒1次，直至异物排出。

（3）仰卧位腹部冲击法。实施对象是昏迷的老年人。

1）老年人平卧，抢救者面对老年人，骑跨在老年人的髋部。

2）一手置于另一手上，将下面一手的掌根放在胸廓下脐上的腹部。

3）用身体重量，快速冲击老年人的腹部，直至异物排出。

4）同时呼救。

如上述方法失败，应及早施行胸外心脏按压。

五、心肺复苏

心肺复苏是针对心搏骤停和呼吸停止所采取的急救手段，目的是恢复患者的自主呼吸和自由循环。心肺复苏一般按照以下流程进行。

（1）确认现场环境安全，呼叫帮助，启动急救医疗服务系统。

（2）检查患者的意识、脉搏和呼吸。

（3）患者若无反应且没有自主呼吸即进行胸外按压，如有条件可使用自动体外除颤器（AED）除颤。

（4）开放气道。开放气道是口对口人工呼吸前的必需动作，对于心跳呼吸停止、没有意识的患者，因肌肉松弛导致舌根后坠阻塞气道，而在人工呼吸前做开放气道的动作就是为了避免空气吹不进去。开放气道包括仰头抬颏法和推举下颌法两种。

（5）人工呼吸。实施人工呼吸前要注意清理口腔。如有液体、固体异物、假牙等阻塞无意识患者的气道时，可采用手指清除法。人工呼吸时注意捏闭鼻孔，观察胸廓的起伏情况，口对口、自然吸气、适力吹入。每次吹气持续1s以上，连续吹气2次，使胸廓起伏。不要吹气过多或吹气过猛，避免过度通气。

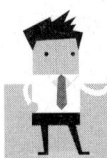
小贴士

胸外按压实施步骤

1. 移除覆盖患者胸部的衣物，按压期间不要移动患者（除非患者处于危险环境中）。

2. 患者仰卧位躺在硬质平面（如地板）上，施救者跪在其一侧。如果怀疑患者有头或颈部损伤，将患者翻转为仰卧位时应充分利用施救者的双臂固定患者的头颈肩位置，尽量使其头部、颈部和躯干保持在一条直线上。

3. 施救者正确摆放双手和体位对成人进行胸外按压。

（1）将一只手的掌根放在患者胸部的中央，胸骨下半部。

（2）将另一只手的掌根置于第一只手上。

（3）伸直双臂，使双肩位于双手的正上方。

（4）以100~120次/min的速率实施胸外按压。

（5）每次按压深度5~6 cm。确保每次胸外按压时，垂直按压患者的胸骨。

（6）每次按压结束后，确保胸廓完全回弹。

（7）尽量减少按压中断。

4. 如果条件允许，每2 min轮换一次施救者，如感觉疲劳可提前轮换。交换时间在5 s以内。

第七节　老年人辅助器具配置及适老化改造

一、辅助器具基本概念

辅助器具是指为改善残疾人功能状况而采用适配的或专门设计的任何产品、器具、设备或技术，起到补偿或替代身体障碍的功能，最大限度地改善生活自理能力，回归社会活动，对于某些身体功能障碍，配置辅助器具甚至是唯一的康复手段。通俗地说，凡是能够有效克服残疾影响，提高残疾人的生活质量和社会参与能力的器具，从木质拐杖到植入式电子耳蜗，都是辅助器具。

辅助器具种类多、功能全。老年辅助器具主要包括：个人移动类辅助器具、视力辅助器具、听力辅助器具、防护类辅助器具、生活类辅助器具等。

二、辅助器具的作用

（1）代偿失去的功能。如截肢者装配假肢后，可以像健全人一样行走、骑车和负重劳动。

（2）补偿减弱的功能。如佩戴助听器能够使具有残余听力的耳聋患者重新听到外界的声音。

（3）恢复和改善功能。如足下垂者配置足托矫形器能够有效地改善步态，偏瘫患者能够通过平行杠、助行器等康复训练器具的训练恢复其行走功能。

三、常见的辅助器具

1. 个人医疗辅助器具（见图3-2）

个人医疗辅助器具包括呼吸辅助器具（如雾化吸入器），循环治疗辅助器具（如充气压力服），预防疤痕形成的辅助器具（如弹力衣），光疗辅助器具（如护目镜），身体、生理和生化检测设备及材料（如血糖仪），认知测试和评估材料（如韦氏智力量表），刺激器（如肌肉刺激仪），热疗或冷疗辅助器具（如冷敷袋），保护组织完整性辅助器具（如防褥疮床垫），知觉训练辅助器具（如平衡台），脊柱牵引辅助器具（如颈椎牵引器），运动、肌力和平衡训练的设备（如步态训练器）等。

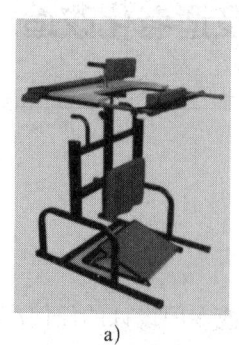
a)

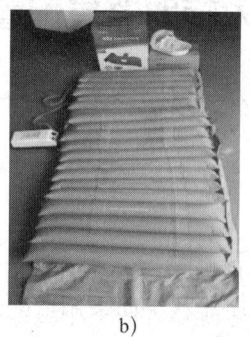
b)

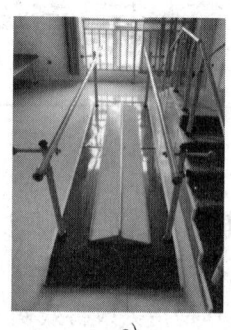
c)

图3-2 个人医疗辅助器具

a）站立架 b）防压力性损伤器具 c）平行杠

2. 技能训练辅助器具（见图3-3）

技能训练辅助器具包括沟通治疗和沟通训练辅助器具（如运笔练习）、替代增强沟通训练辅助器具（如盲文学习板）、失禁训练辅助器具（如尿失禁报警器）、认知技能训练辅助器具（如组合形状板）、基本技能训练辅助器具（如钱币纸钞组合）、教育课程训练辅助器具（如字母树图卡）、艺术训练辅助器具（如感觉治疗乐器组合）、社交技能训练辅助器具（如坐式排球训练教具）、输入器件及操作产品和货物的训练控制辅助器具（如肢体障碍者五指打字指导程序）等。

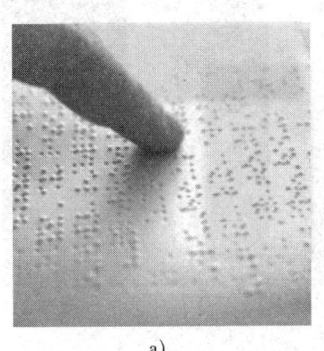 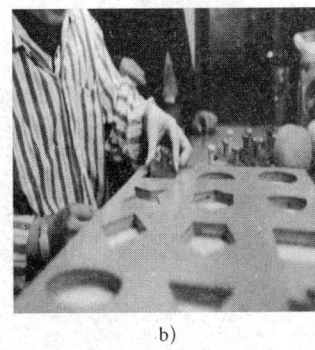 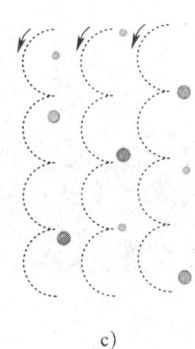

图3-3 技能训练辅助器具
a）盲文学习卡　b）组合形状板　c）运笔练习

3. 矫形器和假肢（见图3-4）

矫形器包括脊柱和颅部矫形器（如颈部矫形器）、腹部矫形器（如腹肌托）、上肢矫形器系统（如上臂矫形器）、下肢矫形器（如足矫形器）、矫形鞋（如补高鞋）；假肢包括上肢假肢（如上臂假肢）、下肢假肢（小腿假肢）、不同于假肢的假体（如假眼）等。

4. 个人生活自理和防护辅助器具（见图3-5）

个人生活自理和防护辅助器具包括衣服和鞋、穿着式身体防护辅助器具（如头盔）、穿脱衣服的辅助器具（如穿衣钩）、如厕辅助器具（如坐便椅）、护肤和洁肤产品、二便吸收辅助器具（如一次性尿布）、盆浴和淋浴辅助器具（如防滑垫）、修剪手指甲和脚趾甲的辅助器具（如指甲刀）、护发辅助器具（如梳子）、牙齿护理辅助器具（如电动牙刷）、面部护理和皮肤护理辅助器具（如电动剃须刀）等。

5. 个人移动辅助器具（见图3-6）

个人移动辅助器具包括单臂操作助行器（如手杖）、双臂操作助行器（如框式助行架）、替代机动车（如爬楼梯装置）、自行车（如单人脚踏三轮车）、手动轮椅车（单手驱动轮椅车）、动力轮椅车（如电动轮椅车）、升降人的辅助器具（如硬座式移位机）、定位辅助器具（盲杖）等。

6. 家庭和其他场所使用的家具及其配件（见图3-7）

家庭和其他场所使用的家具及其配件包括特殊坐具（如姿势矫正椅）、坐具配件（如扶手）、垂直运送辅助器具（如可移动坡道）、家庭和其他场所的安全设施（如转角防护垫）等。

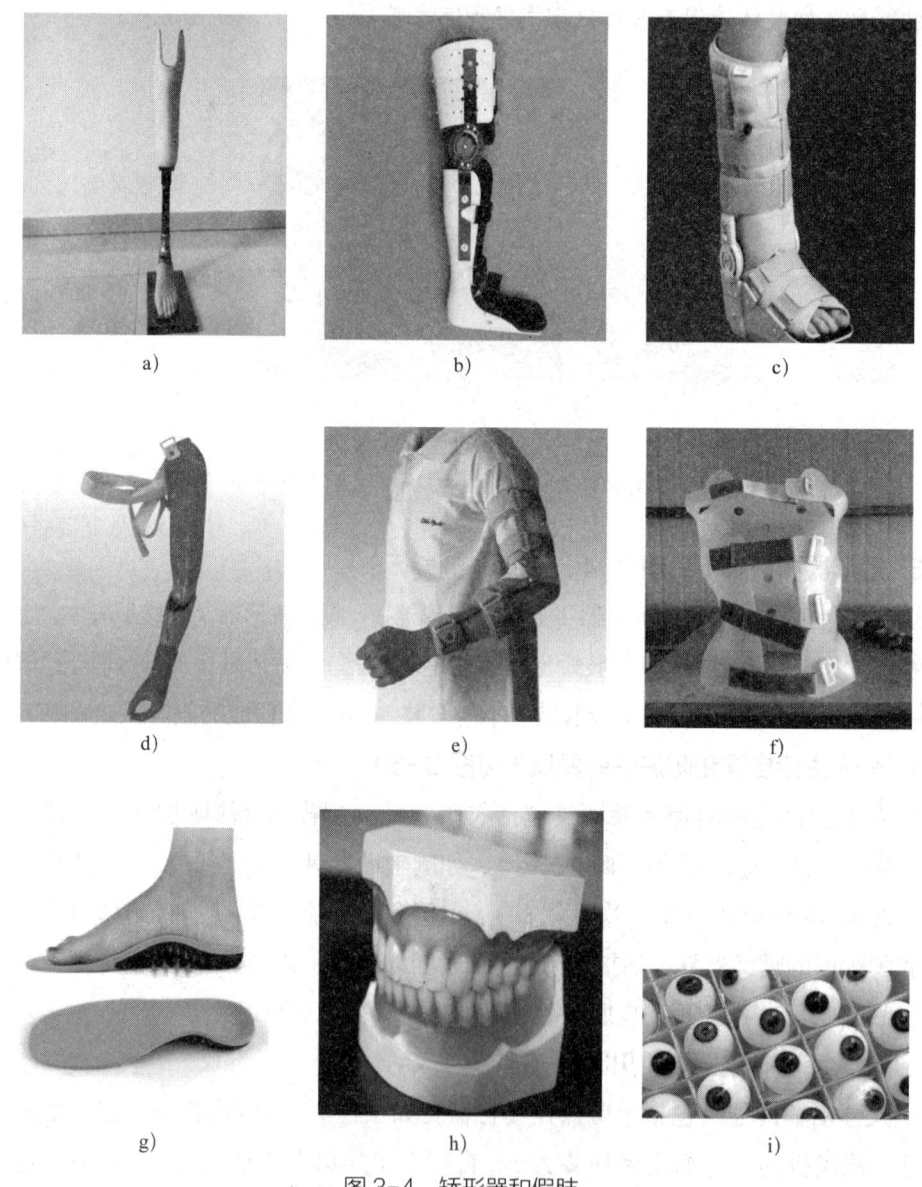

图3-4 矫形器和假肢
a）下肢假肢 b）下肢矫形器 c）矫形鞋 d）上肢假肢 e）上肢矫形器
f）脊柱矫形器 g）矫形鞋垫 h）假牙 i）假眼

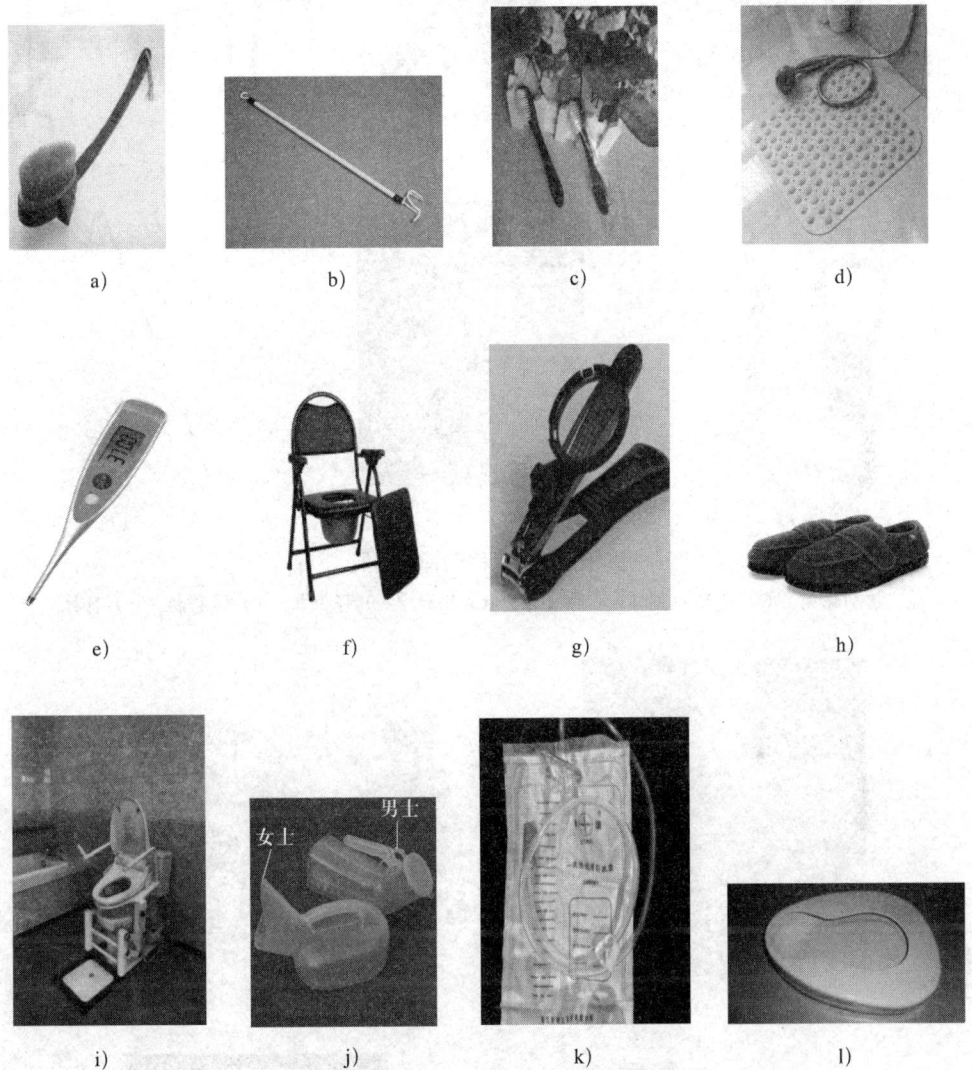

图3-5 个人生活自理和防护辅助器具

a）长弯柄洗浴刷 b）穿衣器 c）粗牙刷 d）浴室防滑垫
e）语音体温计 f）坐便椅 g）放大镜指甲刀 h）糖尿病鞋
i）升降马桶 j）尿壶 k）接尿袋 l）便盆

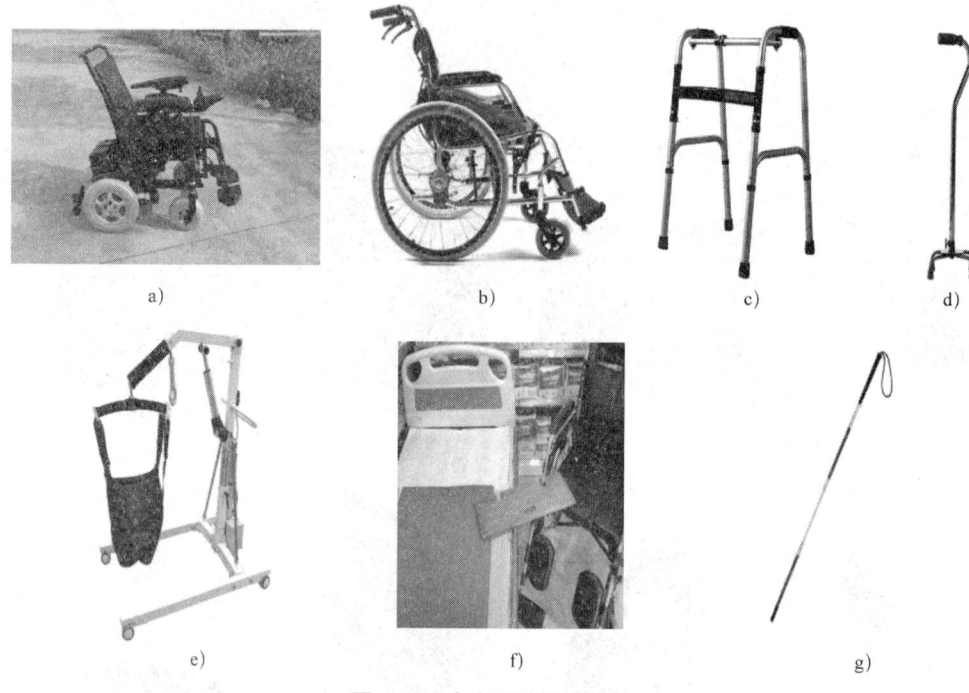

图3-6 个人移动辅助器具

a）电动轮椅 b）手动轮椅 c）助行架 d）拐杖 e）移位机 f）转移板 g）盲杖

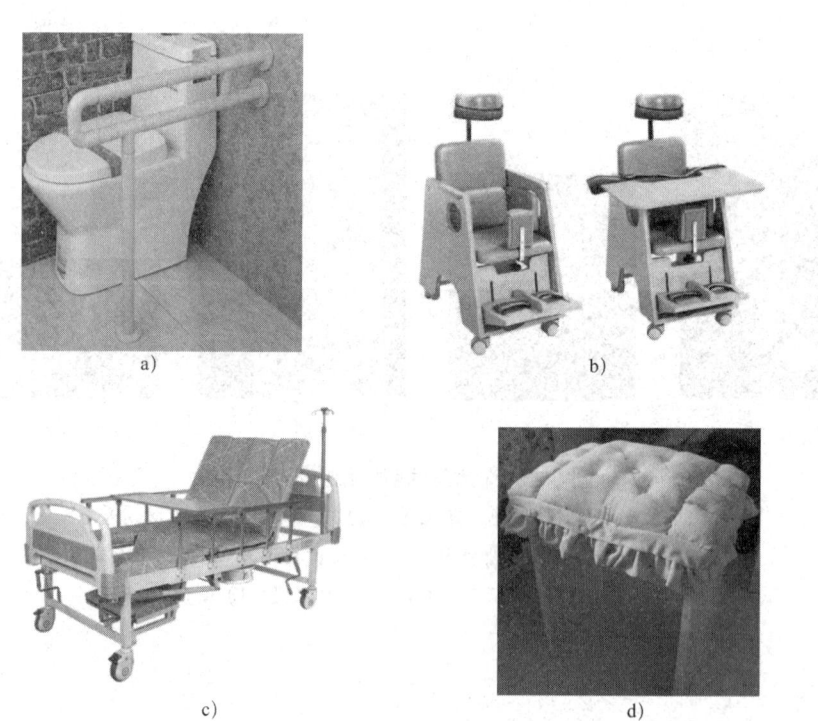

图3-7 家庭和其他场所使用的家具及其配件

a）扶手 b）坐姿椅 c）多功能护理床垫 d）坐垫

7. 沟通和信息辅助器具（见图 3-8）

沟通和信息辅助器具包括视力辅助器具（如放大镜），助听器，发声辅助器具（如语音发生器），绘画和书写辅助器具（如书写板），计算辅助器具（如语音计算器），记录、播放和显示视听信息的辅助器具（如收音机），面对面沟通辅助器具（如电子沟通板），电话传送（信息）和远程信息处理辅助器具（如盲人用手机），报警、指示提醒和讯号辅助器具（如闪光门铃），阅读辅助器具（如点读机），计算机输入输出设备（如盲人用语音计算机）等。

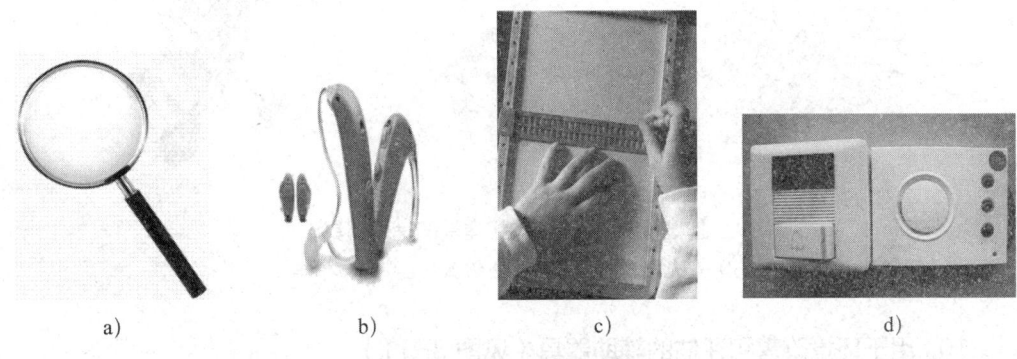

图 3-8　沟通和信息辅助器具
a）放大镜　b）助听器　c）盲文写字板　d）闪光门铃

8. 家务辅助器具（见图 3-9）

家务辅助器具包括准备食物和饮料的辅助器具（如切片机）、清洗餐具辅助器具（如盘子滤干器）、饮食辅助器具（如防洒碗）、房屋清洁辅助器具（如尘刷）等。

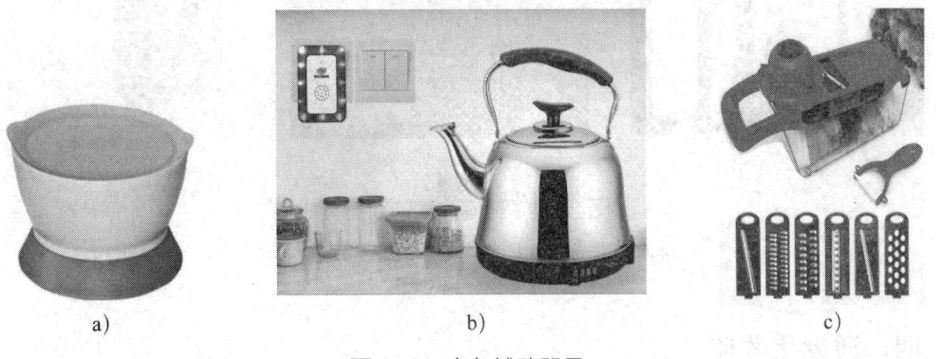

图 3-9　家务辅助器具
a）防洒碗　b）闪光水壶　c）多功能切菜器

9. 操作物体和器具的辅助器具（见图 3-10）

操作物体和器具的辅助器具包括操作容器的辅助器具（如开瓶器）、操控设备的辅助器具（如声光延时开关）、远程控制辅助器具（如环境控制装置）、协助或代替臂部功能或手部功能或手指功能或组合功能的辅助器具（如杯子稳定架）、延伸取物辅助器具（如取物钳）、固定用辅助器具（如吸盘）、搬运和运输辅助器具（如购物推车）等。

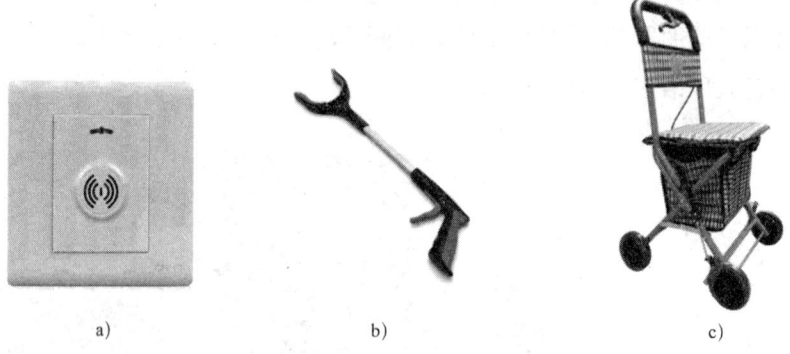

图 3-10 操作物体和器具的辅助器具
a）声光延时开关　b）拾物器　c）购物推车

10. 用于环境改善和评估的辅助器具（见图 3-11）

环境改善辅助器具包括降低噪音的辅助器具、减小振动的辅助器具、空气净化器、水净化器和软化器等。

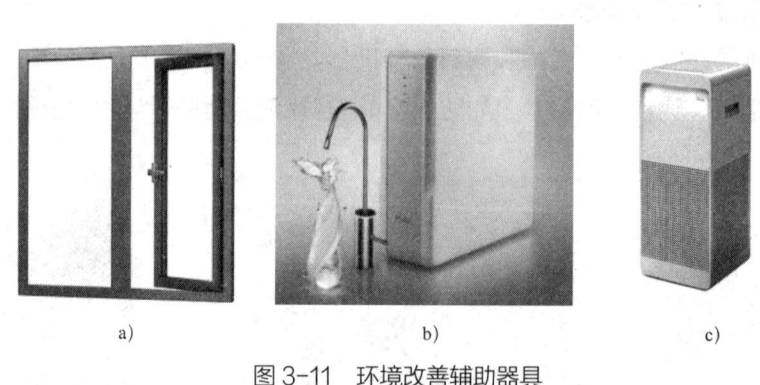

图 3-11 环境改善辅助器具
a）隔音窗　b）净水器　c）空气净化器

四、适老化改造

1. 适老化改造的定义

适老化改造是为了让步入老龄的人群，即便在身体有功能障碍的情况下，仍能在已经习惯的环境中维持尽可能长时间自理生活的基本环境改善，主要包括居家适老化改造和社区适老化改造两个方面。

2. 适老化改造的作用

（1）提高老年人生活的舒适度、便利性。通过适老化改造，使居住环境、生活设施更贴合老年人的使用习惯。

（2）提高老年人生活安全感。家具、装饰的棱角防撞设计，地面的防滑处理等改造，避免老年人磕碰与跌倒，让老年人生活更安全。

（3）减轻照护负担。通过适老化改造的实施，方便老年人自主完成日常生活中的用餐、排泄、洗澡等生活基本行为，在一定程度上减轻照护的负担。

第四章

康复学基础知识

康复学即康复医学，是一门新兴的学科，是 20 世纪中期出现的一个新概念。康复医学和预防医学、保健医学、临床医学并称为"四大医学"，它是一门以消除和减轻人的功能障碍，弥补和重建人的功能缺失，设法改善和提高人的各方面功能的医学学科，也就是功能障碍的预防、诊断、评估、治疗、训练和处理的医学学科。运动疗法、作业疗法、言语疗法等是现代康复医学的重要内容和手段。

在老年人能力评估中，涉及的康复学内容主要有：生活自理能力、认知功能、听力言语功能等的康复训练，以及中西医结合康复的相关知识。

第一节　生活自理能力康复训练

生活自理能力康复训练的目的是训练和指导老年人如何在现有的身体条件下完成各种日常生活活动能力。生活自理能力康复训练适用于由于肢体关节活动受限、肌力下降、肢体协调性障碍、偏瘫、认知和知觉障碍等原因引起的生活自理能力下降。

一、步行障碍的康复训练

步行障碍康复训练是通过步行或者模拟步行的状态进行恢复步行功能的运动训练方法。

1. 适应或代偿方法

（1）平衡训练。步行康复训练的早期，老年人需要完成掌握平衡训练，在达到站立位二级平衡或者三级平衡之后，才能进行身体重心的转移、原地踏步、原地向前后及两侧移动、"金鸡独立"等训练方法。同样，上述的训练方法需要一直持续进行到步行训练的后期，直至老年人可以安全自主完成日常步行。

（2）平行杠内的步行训练。老年人在平行杠内可以帮助克服心理障碍、减轻训练的强度，保障训练安全。其中平行杠内的步行训练包括四点步、三点步、二点步、摆至步、摆过步的训练。

（3）持拐步行。在平行杠内训练内容完成良好之后，老年人可以过渡到持拐步行。持拐一般指腋拐。持双腋拐步行，也需要进行摆至步、摆过步、四点步、三点步、二点步的练习。在双拐步行过渡至独立步行时，可以借助手杖过渡，主要涉及三点步、两点步的步行方式。

2. 使用适应性辅助用具或设备

（1）根据步行稳定性选择适合的手杖、肘杖、腋杖辅助行走。

（2）使用助行器、助行车等辅助行走。

（3）穿戴下肢矫形器，如髋膝踝足矫形器、膝踝足矫形器、踝足矫形器辅助行走。

（4）穿戴型智能行走辅助机器人行走。

（5）无法恢复步行功能的老年人应选用适合的轮椅。

二、转移障碍的康复训练

转移包括床上移动（翻身、坐起）和轮椅移动。

1. 适应或代偿方法

（1）肌力低下者的训练

1）抓住床栏或床旁的轮椅扶手翻身。

2）在床尾系一根绳梯，老年人抓住绳梯坐起。

3）双上肢无力者可戴防滑手套以增加摩擦力，有助于驱动轮椅前进。

4）根据不同部位的肌力状况，转移可采用支撑转移、滑动转移、秋千式转移或升降机转移。

（2）协调障碍者的训练

1）上肢协调障碍者可用脚驱动轮椅，因此驱动轮椅向后运动最为容易，但要安装后视镜以防发生事故。

2）下肢协调障碍者需要使用电动轮椅。

（3）偏瘫者的训练

1）进行翻身和坐起训练。

2）健侧上肢与下肢相互配合驱动轮椅前进并保持方向。

3）转移时可采用辅助下支点转移和独立支点转移。

2. 使用适应性辅助用具或设备

（1）使用扶手、栏杆、绳梯等辅助用具。

（2）学习操作电动轮椅。

（3）使用多功能电动升降床帮助改变老年人的体位。

三、进食障碍的康复训练

进食是指用合适的餐具将食物由容器送到口中，包括使用筷子、勺子或叉子取食物，对碗或碟的把持，以及咀嚼、吞咽等过程。

1. 适应或代偿方法

（1）端正头、颈及身体的位置以利于吞咽动作进行，或借助设备帮助维持进食的正确体位。

（2）肢体协调性障碍老年人可以增加肢体重量进行训练。

（3）改变食品的硬度或黏稠度。

（4）用健侧上肢辅助患侧上肢送食物入口，将躯干、肘、腕部靠在桌子上以保持上肢稳定。

（5）将肘关节放置于较高的台面上以利于手到达嘴边，将食物送至口中。

（6）用叉、勺代替筷子。

（7）将餐具（勺）绑或夹在手指间。

（8）用双手拿杯子。

（9）利用肌腱固定式抓握（腕关节伸展时手指屈肌紧张）拿水杯或者食物。

2. 使用适应性辅助用具或设备

（1）使用抗重力的上肢支持设备（如活动性前臂支持板、悬吊带）辅助老年人移动上肢将食物送到口中。

（2）肢体协调性障碍老年人可用增加阻力的设备进行肢体训练。

（3）不能单手固定餐具或食物者可使用防滑垫或盘挡。

（4）使用加盖及有饮水孔的杯子，或用吸管喝水。

（5）腕关节伸展及手指屈曲受限者可使用腕关节背伸固定夹板。

（6）手握力减弱或丧失者可使用手柄加粗的勺、叉或多功能固定带（万能袖带）。

（7）肩、肘关节活动受限者可使用手柄加长或成角的勺、叉。

（8）手指伸肌肌力低下者可使用加弹簧的筷子。

（9）取食过程中食物易滑落者可使用手柄呈转动式的勺、刀、叉。

四、修饰障碍的康复训练

修饰活动包括洗手、洗脸、拧毛巾、刷牙、梳头和修剪指甲等。

1. 适应或代偿方法

（1）用健侧手辅助患侧手进行梳洗。

（2）将躯干、肘、腕部靠在水池边以保持上肢稳定，将前臂置于较高的平面上以缩短上肢移动的距离。

（3）肢体协调性障碍老年人可以增加肢体重量进行训练。

（4）用嘴协助打开盖子，或将容器夹在两腿之间。

（5）用双手握住杯子、牙刷、梳子等。

（6）使用按压式肥皂液。

（7）可将毛巾绕在水龙头上，用健侧手拧干。

2. 使用适应性辅助用具或设备

（1）使用抗重力辅助上肢支持设备（如活动性前臂支持板、悬吊带）辅助老年人移动上肢至头面部。

（2）肢体协调性障碍老年人可用增加阻力的设备进行肢体训练。

（3）腕关节伸展及手指屈曲受限者可使用腕关节背伸固定夹板。

（4）手握力减弱或丧失者可使用手柄加粗的牙刷、梳子或者多功能固定带（万能袖带）。

（5）肩、肘关节活动受限者可使用手柄加长或成角的牙刷、梳子。

（6）使用电动牙刷、电动剃须刀、带有固定板的指甲刀等。

五、穿脱上衣障碍的训练

穿上衣动作包括将上肢放进衣袖中，脱、穿套头衫，用手将衣服的后背部向下拉，解开或系上纽扣，开关拉链和按扣。

1. 适应或代偿方法

（1）穿着轻便、宽松的上衣。

（2）穿着前开襟的上衣。穿衣时，先穿患侧，后穿健侧；脱衣时，先脱患侧一半，再将健侧袖子全部脱下，最后退出患侧的衣袖。或者不解开衣服下部的扣子，按套头式上衣的方式穿、脱。

（3）穿套头式上衣时，先将上衣后背朝上放在膝上；将患侧手插入衣袖，并将手伸出袖口；再将健侧手插入衣袖并伸出；用健手将衣服尽量往患肩上拉；然后将衣服后身部分收起并抓住，头从领口钻出；最后整理衣服。脱衣时，将衣服后身部分向上拉起，先退出头部，再退出双肩与双手。

（4）坐位平衡较差时予以支持。

2. 使用适应性辅助用具或设备

（1）在接近衣领处安装一个环，用于挂住手指或衣钩。脱衣时，将环拉起协助将衣服上提过头。

（2）用衣钩将衣袖上提至肩部或在腋窝水平协助将袖子脱下。

（3）在拉链上加上拉环，协助开关拉链。

（4）用尼龙搭扣替代扣子、拉链等。

六、穿脱裤子、鞋子障碍的训练

穿脱裤子、鞋子主要动作包括站着提裤子；抓住裤腰解开或系上扣子、开关拉链；穿脱鞋；系鞋带。

1. 适应或代偿方法

（1）穿轻便、宽松的裤子，裤腰最好使用松紧带。

（2）在稳定的床面、轮椅、扶手椅上穿裤子。

（3）在床上穿裤子时，先穿患侧腿，后穿健侧腿；用健侧腿撑起臀部，上提裤子；用健侧手系扣子、拉拉链。在椅子上穿裤子时，先穿患侧腿，再穿健侧腿；然后用健侧手抓住裤腰站起，将裤子上提；最后坐下用健侧手系扣子、拉拉链。

（4）穿松紧口或有尼龙搭扣的鞋，避免穿高帮鞋或靴子。

（5）用手去触摸脚面时，可以用上肢顶住腿部以保持稳定。

2. 使用适应性辅助用具或设备

（1）穿裤子时，用拴在裤子上的拉襻、杆状衣钩等将裤子拉到手可以抓住裤腰的地方。

（2）用尼龙搭扣、弹力鞋带替代扣子、拉链、普通鞋带等。

（3）使用长柄鞋拔。

七、洗澡障碍的康复训练

洗澡动作包括进出浴室、浴盆；使用水龙头、皂液、海绵、浴巾；可以清洗身体的每一个部位。

1. 适应或代偿方法

（1）淋浴处或浴盆底部铺上防滑垫。

（2）将湿毛巾搭在椅背上，老年人坐在椅子上，通过背部摩擦毛巾擦洗背部（擦干背部也用同样的方法）。

（3）将有皂液的毛巾放在膝上，将上肢放在毛巾上擦洗（用于一侧上肢损伤者）。

（4）如果手不能触摸到脚，就在脚底部放一块浸有皂液的毛巾洗脚。

（5）使用按压式皂液。

2. 使用适应性辅助用具或设备

（1）坐便椅可帮助老年人坐位淋浴。

（2）使用长柄的海绵刷擦背。

（3）安装扶手协助老年人站起。

（4）长把开关水龙头有助于老年人拧开水龙头。

八、如厕障碍的康复训练

如厕动作包括使用坐便器；手能接触到会阴部，拿住和使用卫生纸擦拭；能穿、脱裤子；必要时能使用尿壶或便器；能自己更换造瘘袋等。

1. 适应或代偿方法

（1）上厕所前后穿、脱裤子的方法与前述内容相同。

（2）抓握功能差者，可将卫生纸缠绕在手上使用。

2. 使用适应性辅助用具或设备

（1）上肢关节活动受限的老年人可使用在坐便器上安装自动冲洗器及烘干器。

（2）肌力弱或协调性差的老年人在如厕和清洁时可采用扶手保持稳定。

（3）采用可调节坐便器，方便下肢关节活动受限的老年人如厕。

（4）在床旁放置便器方便夜晚或特殊情况下如厕。

（5）使用纸尿裤或者隔尿床垫。

九、注意事项

（1）康复训练的效果会受到记忆障碍、严重的感觉性失语、定向障碍、意念性失用以及焦虑等的影响。因此，有上述问题的老年人暂时不适合接受生活自理能力康复训练，待症状改善后再开始进行。

（2）接受康复训练的需求程度取决于老年人的主观积极性，因此，训练内容应与老年人的需要相结合，增加老年人主动参与的积极性，提高疗效。

（3）为了提高老年人的独立性，还需要对环境的适应和改造提出建议。

第二节　认知功能康复训练

一、认知功能概述

认知是人脑接受外界信息，经过加工处理，转化成内在的心理活动，从而获取知识或运用知识的过程，即人脑对感觉器官输入信息的获取、编码、操作和使用的过程，是输入与输出之间发生的内部心理过程，这一过程包括知觉、注意、记忆、语言及执行等。认知过程是高级脑功能活动，是通过脑这一特殊物质实现的。任何原因造成的大脑皮层或皮层下病变均有可能造成认知功能障碍。

认知功能障碍疾病是一种以获得性、持续性认知功能损害为核心，并导致日常生活和工作能力减退、行为改变的综合征。引起认知功能障碍疾病的种类繁多，其中以阿尔茨海默病最为常见。

二、认知功能障碍的类型

1. 认知功能老化

认知功能老化是指老年人存在同龄正常范围内与老化相关的正常的认知衰退，是限制老年人工作活动能力和降低其生活独立性的重要原因，同时也是导致老年痴呆的重要原因。认知功能老化往往表现在认知功能的显著下降，对老年人的生活自理和社会交流影响巨大。

2. 轻度认知功能障碍

轻度认知功能障碍是介于正常衰老和痴呆之间的一种中间状态，根据病因和大脑损害部位的不同，可以累及记忆、执行功能、语言、运用、视空间结构等，导致相应的临床症状。

3. 痴呆

痴呆是脑部疾病所致，一种以认知功能减退为特征的综合征，是一种获得性、持续性的智能障碍，即在无意识障碍的情况下，在认知、记忆、语言、视空间功能、情感或人格等五项心理活动中，有认知和记忆功能障碍和后三项中至少一种功能缺损，且影响老年人的日常生活以及社会和职业功能。根据痴呆老年人的具体表现和对日常生活的影响，还可进一步将痴呆分为轻度痴呆、中度痴呆和重度痴呆。

三、认知康复训练

1. 适宜对象

认知康复训练的适宜对象为评估后存在认知功能障碍的老年人。

2. 基本原则

（1）尽可能延长老年人维持生活自理状态的能力。

（2）建议采用涵盖多认知领域的综合性认知康复训练。

（3）认知康复训练可以与生活方式干预、有氧锻炼和神经调控技术等其他非药物治疗相结合。

（4）认知康复训练方案应个体化，有针对性地给予适合的训练强度和充足的训练量以保证训练效果。

3. 常用方法

（1）常规康复训练

1）注意力训练。让老年人提高注意力的针对性训练，可以通过老年人的兴趣爱好确定相应的训练方法，比如喜欢戏曲的老年人，多用播放戏曲的方式进行感官刺激，通过提问的方式，让老年人提高注意力专注于观看戏曲本身从而可以回答相应的问题。此外电话交流由于形式简单，单一有限的刺激可以比面对面交流更加容易训练老年人的注意力。

2）记忆训练。通过卡片、照片等简单易辨认的方式，让老年人提高记忆能力，也可以通过环境调节的方式，比如带老年人经常地到以前生活和工作的地方，从而更好地刺激记忆的恢复。

3）计算力训练。可以通过多种多样的数字计算方式进行训练，比如通过购物、模拟购物交易的方式，反复训练老年人的计算能力。

4）思维训练。让老年人做一些简单的分析、判断、推理、计算训练。比如让老年人看报纸、听收音机、看电视等，帮助老年人理解其中的内容，并与其讨论这些内容。

（2）电脑辅助认知功能康复训练。以电脑为基础的康复训练游戏及模拟练习，充分利用电脑的多媒体功能，通过电脑展现一个多姿多彩的世界，可以极大地帮助老年人提高训练兴趣，对认知功能的康复大有裨益。

（3）远程技术指导康复训练。以计算机技术、卫星通信技术、全息影像技术等高新技术为依托，充分发挥综合性医院和专科医院的技术设备优势，对医疗条件较差或康复理念相对滞后地区的老年人进行远程康复评定、诊断、治疗和指导。

（4）利用虚拟现实进行康复训练。虚拟现实技术具有沉浸感、交互性和构想性的特点。老年人可以借助设备与虚拟世界交互，从而产生身临其境般的感受与体验，极大激发和保护了训练兴趣，从而提高了康复训练的效果。

第三节　听力语言障碍康复训练

一、听力障碍康复训练

1. 听力障碍和听力障碍康复训练

老年人听力障碍即老年性耳聋，主要是指随着年龄的增长，听觉系统逐渐衰老和退化而发生的由高频向语言频率缓慢进行的双侧对称性感音神经性耳聋。临床表现主要为听力下降，伴或不伴有耳鸣。

听力障碍的康复训练，是对听障老年人的听觉器官进行有计划的声响刺激，并建立刺激联系，从而逐渐形成听觉概念的一种训练。

2. 听力障碍康复训练的意义

听力障碍康复训练能帮助听障老年人全面、正确地认识周围世界，对丰富和陶冶听障老年人的情感具有不可忽视的作用。

3. 听力障碍康复训练的作用

（1）帮助听障老年人恢复建立声音的概念。

（2）提高听障老年人利用残余听力鉴别不同声音的能力。

（3）配合言语训练，让听障老年人在说话或与周围人交往时使用听觉。

（4）帮助听障老年人养成聆听习惯，并学会利用听觉反馈进一步学习语言。

4. 听力功能训练的内容

（1）察知水平。培养听障老年人有声音时能注意听，能寻找声源，在特定条件下对声音有反应，自然地感知声音的存在等能力。

（2）区分水平。使听障老年人获得能够区分相同和不同的声音的能力。

（3）识别水平。帮助听障老年人识别声音的大小、长短、高低、语调等。

二、语言障碍康复训练

1. 语言障碍和语言障碍康复训练

老年人语言障碍是指由于疾病或外伤导致的在口语和非口语过程中词语应用出现障碍，以脑卒中和脑外伤所致的失语症最为常见。

语言障碍康复训练是指对各类语言障碍者进行治疗或矫治的一门专业学科，包括对各种语言障碍进行评定、诊断、治疗和研究。

语言障碍康复训练的目标是利用各种方法改善失语症老年人的语言功能和交流能力，使之尽可能地像正常人一样生活。原则上所有的失语症老年人都可以进行康复训练，但有明显意识障碍、情感行为异常以及精神障碍的老年人不适合此种训练。目前失语症的恢复机制主要有功能代偿和功能重组两个假说。

2. 语言障碍康复训练的方法

（1）训练和指导。训练内容包括听觉的活用、促进语言的理解、口语表达、恢复或改善语音功能、提高言语清晰度等。指导主要针对老年人本人进行训练指导，也包括对老年人家属进行指导，特别是对重症老年人的家属和监护人进行训练和注意事项的指导。

（2）手法介入。对一些语言障碍的老年人可以利用传统医学的手法帮助改善与语言产生有关的运动功能受限，此方法适用于运动性构音障碍。

（3）辅助器具。为了补偿功能受限，有时需要装配辅助器具，如重度运动性构音障碍腭咽肌闭合功能不全时，可以给老年人戴上腭托，以改善鼻音化构音。

（4）替代方式。当重度语言障碍无法进行正常的交流时，就要考虑使用替代交流方式，如手势、交流板和语言交流器等。

第四节　中西医结合康复治疗

我国的中西医结合康复医学研究开始于20世纪80年代,以研究创伤康复、老年病康复为重点,以传统中医和现代医学康复治疗技术为特色,在临床、物理与运动治疗、作业治疗及功能评估等方面进行了积极的探索。

一、中医康复技术

中医康复技术主要指中国传统康复治疗技术,具体包括针刺技术、推拿技术、拔罐技术、艾灸技术、中药敷贴、中药熏洗等。

1. 针刺技术

针刺技术是以极细的针刺入身体上沿着经络通路分布的特定位置(穴位),将针捻转,刺激或者加热,以产生麻醉或者治疗疾病的方法。针刺技术包括毫针技术、头针技术、耳针技术和其他针刺技术(如三棱针技术、皮肤针技术、皮内针技术、皮下留针法)等。

2. 推拿技术

推拿技术通过力学的作用(对身体特定部位或穴位进行力学刺激),从而起到治疗疾病的作用,具体包括推拿技术、中医正骨、点穴治疗等。

3. 拔罐技术

拔罐技术是以罐为工具,利用燃烧排除罐内空气造成负压,使之吸附于腧穴或应拔部位的体表,产生刺激,使被拔部位的皮肤充血、淤血,以达到防治疾病的目的。常用的有玻璃罐、竹罐、陶罐等。

4. 艾灸技术

艾灸技术是用艾叶制成的艾灸材料产生艾热,刺激体表穴位或特定部位,通过激发经气的活动,来调整人体紊乱的功能,从而达到防病治病目的的一种治疗技术。常见的艾灸技术包括直接灸和间接隔物灸。

5. 中药敷贴技术

中药敷贴技术是中药外用的一种技术,采用无纺布的材料,将中药膏体涂抹于材料之上贴于穴位或者患处,通过皮肤的吸收作用,从而发挥药效,起到防病治病的效果。常见的中药敷贴技术包括中药外敷、三伏三九贴、穴位贴敷等。

6. 中药熏洗技术

中药熏洗技术是中药外用的另一种技术,利用药物煎汤趁热在皮肤或患处进行熏蒸、淋洗的治疗技术,此技术是借助药力和热力,通过皮肤、黏膜作用于身体,促使腠理疏通、脉络调和、气血流畅,从而达到预防和治疗的效果。常用的中药熏洗技术有中药熏蒸、中药洗浴等。

7. 其他技术

其他技术主要包括刮痧、中医气功、传统体操等。

二、现代医学康复治疗技术

现代医学康复治疗技术主要包括运动治疗、物理治疗、作业治疗、言语治疗等。

1. 运动治疗

运动治疗是指依据生物力学、人体运动学、神经生理与神经发育学的基本原理,利用力学的因素,借助于器械等,通过主动和被动运动使局部或整体功能得以改善,对运动功能障碍的患者进行针对性的治疗和训练,以保持、重新获得功能或防止继发丧失功能的重要治疗方法。运动治疗主要包括关节功能训练、肌力训练、耐力训练、呼吸训练、步行训练、轮椅训练、神经易化技术等。

2. 物理治疗

物理治疗是指利用电、声、光、热、磁、力等物理手段进行治疗,针对人体局部或全身性的功能障碍或病变,采用非侵入性、非药物性的治疗恢复身体原有的生理功能。

3. 作业治疗

作业治疗是指应用有目的的、经过选择的作业活动,对由于身体上、精神上、发育上有功能障碍或残疾,以致不同程度丧失生活自理和劳动能力的患者,进行评价、治疗、训练的过程。作业治疗主要包括日常生活活动训练、功能性作业活动训练、认知训练、职业功能训练、文娱训练等。

4. 言语治疗

言语治疗是指对言语、构音、吞咽及认知障碍的评价与治疗。言语治疗主要包括失语症康复治疗、构音障碍康复治疗、吞咽功能障碍治疗等。

5. 其他治疗

其他现代医学康复技术包括假肢矫形、心理治疗等。

三、中西医结合实例

1. 脑卒中患者

脑卒中后语言功能障碍的老年人需要接受特殊的语言矫治,同时可以配合中医内服中药和针灸治疗提升治疗效果。对于脑卒中后偏瘫、截瘫的老年人可以由体疗师进行功能训练,提高日常生活能力,同时加入中医按摩、肢体熏洗、服用中药配合治疗。

2. 肥胖的糖尿病患者

肥胖的糖尿病患者可以在现代医学康复理论的指导下进行有氧训练,结合饮食治疗以减少药物使用种类和剂量,同时加强中医治疗和中药药膳养生的干预,配合口服中药调整血糖水平。

3. 骨关节功能障碍者

骨关节功能障碍者可以进行关节活动度的训练,或者在生物肌电反馈治疗仪等仪器的辅助下进行肌力训练,同时结合中医康复技术的针灸推拿、药物熏洗和中药内服及中医骨伤特色方法进行骨关节功能康复。

4. 颈、腰腿痛患者

颈、腰腿痛可以使用传统中医手法通过刺激穴位、疏通经络达到解除痉挛、缓解疼痛的作用,还可以从解剖学及人体生物力学的角度,配合牵引、医疗体操及物理因子治疗,缓解疼痛,改善关节活动受限,矫正姿势。

第五章

其他相关知识

第一节　老年心理学相关知识

老年心理学是研究老年期个体心理特征及其变化规律的学科，属于发展心理学的分支。随着老龄人口的迅速增加，老年人的社会和心理问题日益突出，老年心理学得到了快速的发展。

一、感知觉

1. 感觉、知觉的含义

（1）感觉。感觉是个体对客观事物个别属性的反映，是一切高级且复杂的心理现象的基础，知觉、思维、记忆、表象、想象等必须借助于感觉提供的基本信息才能进行。没有感觉，高级且复杂的心理活动就无从产生。

感觉作为神经系统对刺激的反应，是感受器和效应器共同作用的结果。每一种感觉都有其特定的感受器，感受器接收信息，并通过感觉通道将信息传递到中枢神经的脑区部位，由该部位对信息加以分析后，再把指令发送给效应器执行，从而形成一个完整的反应过程。

（2）知觉。知觉是个体对客观事物整体属性的反映，以感觉为基础，依赖于感觉而产生，但又在认知阶段上高于感觉，知觉将从感觉得到的信息，按照一定方式进行加工整合，使之形成特定的结构。同时，依据学习和实践得到的知识和经验，对其加以说明和解释，做出知觉结论，知觉最大的特点在于"整体大于部分之和"。

2. 老年人感知觉的特点

（1）视觉。老年人60岁以后视敏度下降明显，暗适应和光适应所需时间日益延长，对红色、黄色感受能力保持较好，对绿、蓝、紫色感受能力下降，视觉减退导致老年人活动受限，容易造成孤独、少动，有时会出现定向错误。

（2）听觉。老年人男性听力相对较女性差，对高频声音感受性下降明显，语言听觉随年龄的增长呈缓慢下降趋势，听觉下降对老年人人际关系的感受产生消极影响。

（3）味觉。老年人的味蕾数量明显减少，有研究表明50岁以后对咸、甜、酸、苦这四种味觉的敏感度开始下降。

（4）嗅觉。一般认为50～60岁老年人的嗅觉与年轻时比较变化不大，但对气味的命名能力下降、准确性降低，到70～80岁时嗅觉减退明显。

（5）痛觉。痛觉是人类最复杂的知觉体验，痛觉是否随年龄增加而变得迟钝尚不确定。

（6）皮肤感觉。老年人皮肤感觉感受性退化明显，对低温和高温的感知能力随年龄增长而不同程度地下降。

3. 老年人感知觉障碍的类型

（1）感觉障碍

1）感觉过敏。感觉过敏是对外界一般强度的刺激感受性增高，感觉阈值降低，多见于各种神经症、更年期综合征。

2）感觉减退。感觉减退和感觉过敏相反，表现为对外界一般强度的刺激感受性降低，感觉阈值增高，多见于抑郁障碍。

3）感觉缺失。感觉缺失是指在意识清晰的情况下对刺激不能感知，多见于癔症。

4）内感性不适。体内产生各种各样不适的或难以忍受的感觉，如感到某种牵拉、挤压、虫爬等异样感觉，且往往难以表述，多见于神经症、抑郁障碍、躯体化障碍、精神分裂症。

（2）知觉障碍

1）错觉。错觉是扭曲的知觉，把客观存在的事物歪曲地感知为与实际不相符合的事物。常见的错觉有错听和错视。

2）幻觉。幻觉是没有客观刺激作用于感觉器官而出现虚幻的知觉体验，包括幻听、幻视、幻嗅、幻触、内感受器幻觉等，是临床上最常见的精神病性症状。

3）感知综合障碍。感知综合障碍是指对客观事物能够感知，但对某些个别属性如大小、形状、颜色、距离、空间位置等产生错误的感知。常见的感知综合障碍有视物变形、空间感知综合障碍、时间感知综合障碍、非真实感等。

二、注意

1. 注意的含义

注意是指意识对一定事物的指向性。外界的任何事物以及我们自己的心理活动和行为，都可能是注意的对象。注意不是一种独立的心理过程，它是一切心理活动的共同特性，也可以说是一切心理过程的一个特殊方面。

注意分被动注意和主动注意两类，可以分为注意的广度、注意的稳定性、注意的紧张性、注意的分配和转移等几个方面。

2. 老年人注意的特点

（1）老年人完成较复杂的不能分心的任务时困难较大。

（2）老年人注意转换存在随着年龄增加而发生不易转换的现象。

（3）老年人抑制无关信息而有选择地对有关信息做出反应困难。

3. 老年人注意障碍的类型

（1）注意程度方面的障碍，包括注意增强、注意减退。

（2）注意稳定性方面的障碍，包括注意转移、注意涣散、注意固定。

（3）注意集中性方面的障碍，包括注意狭窄、注意缓慢。

在老年人评估时注意减退、注意涣散、注意缓慢、注意狭窄较多见。

三、记忆

1. 记忆的含义

记忆是指人脑对外界信息加以编码、存储、提取的心理过程。个体感知过的信息、经历过的事件、体验过的情感情绪、思考过的问题、从事过的活动等存留在人的记忆系统里，时间或长或短，并在需要时将信息从中提取出来加以运用，这就是记忆。记忆包括识记、保存、认知（再认）和回忆（再现）四个过程。按照信息保存时间的长短，可将记忆分为感觉记忆（瞬时记忆）、短时记忆和长时记忆。

2. 老年人记忆的特点

（1）情景记忆随年龄的增加而衰退。

（2）语义记忆在高龄老年人中有所减退。

（3）再认能力明显好于回忆能力。

（4）机械记忆弱，理解记忆强。

3. 老年人记忆障碍的类型

记忆障碍可以在识记、保存、认知、回忆不同过程发生，但一般都同时受损，只是严重程度不同而已。临床上记忆障碍大致可分为两个方面。

（1）记忆中量的方面的障碍

1）记忆增强。记忆增强是指个体对既往发生的、在正常时早已遗忘的事件和经历又能重新回忆起来。如躁狂症患者对多年前学过的、在平时早已忘记的诗词和儿歌在发病后又能背出和咏唱；妄想症患者对涉及妄想内容的生活细节都能详细地回忆。病理性记忆增强主要见于躁狂症、精神分裂症及妄想症。

2）记忆减退。记忆减退是记忆的各个基本过程功能的普遍减退。轻者表现为近记忆力的减弱，如记不住刚交往过的人的名字和单位、刚告诉的电话号码等；严重者远记忆力也会减退，如难以回忆起个人的重要经历等。记忆减退主要见于脑器质性疾病、神经症性障碍，也可见于正常的老年人。

3）遗忘。遗忘是记忆痕迹在大脑中的丧失，表现为对既往感知过的事物不能回忆。根据能否恢复，可分为暂时性遗忘和永久性遗忘。前者是指在适宜条件下还可能恢复记忆的遗忘；后者是指不经重新学习就不可能恢复记忆的遗忘。

（2）记忆中质的方面的障碍

1）错构症。错构症是指在遗忘的基础上，患者对过去所经历过的事件，在发生的地点、情节、特别是在时间上出现错误的回忆，并坚信不疑。错构症多见于各种器质性精神障碍和酒精中毒性精神障碍。

2）虚构症。虚构症是指在遗忘的基础上患者以想象的、未曾亲身经历的事件填补记忆的损失。由于此类患者存在严重的记忆障碍，对虚构的内容也不能记住，因而每次复述时内容都有变化，且容易受暗示的影响。虚构症多见于慢性酒精中毒及外伤后的精神障碍。

四、智力

1. 智力的含义

智力是一个复杂的概念，其含义包括既往获得的知识、经验，以及运用这些知识和经验解决新问题、形成新概念的能力，其活动与思维、记忆和注意密切相关，至今还没有统一的定义。

目前对个体智力水平的测量主要通过标准化程序编制的智力测验，例如简易智力状态检查量表、韦克斯勒智力量表、瑞文标准智力测验等。

2. 老年人智力的特点

通过信息加工和问题解决过程中所表现出来的能力在年龄增长时显著下降,而通过掌握社会文化经验而获得的智力,随着年龄的增长并不会出现减退,甚至还能够提高。

3. 老年人智力障碍的类型

临床上,智力障碍可分为精神发育迟滞和痴呆两大类。老年人智力障碍主要指痴呆。痴呆是指智力发育成熟以后,由于各种原因损害原有智能所造成的智力减退状态。痴呆的发生往往具有脑器质性病变基础,如脑外伤、颅脑感染、脑缺氧、脑血管病变等。临床主要表现为记忆力、计算力、理解力、判断力下降,工作和学习能力下降,后天获得的知识与技能的丧失等,严重时甚至生活不能自理。老年性痴呆患者还往往伴有人格改变、情感淡漠、行为幼稚等。

根据大脑病理变化的性质、所涉及的范围以及智能损害的广度,可分为全面性痴呆、部分性痴呆和假性痴呆。

(1) 全面性痴呆。全面性痴呆表现为大脑弥散性损害,智能活动的各个方面均受累及,从而影响患者全部的精神活动,常出现人格改变、定向力障碍及自知力缺乏,多见于老年性痴呆和梅毒性痴呆等。

(2) 部分性痴呆。部分性痴呆指疾病只侵犯脑的局部,患者可只产生记忆力减退、理解力削弱或分析综合困难等症状,但其人格仍保持良好,定向力完整,有一定的自知力,可见于血管性痴呆和脑外伤后痴呆的早期。

(3) 假性痴呆。假性痴呆指在强烈的精神创伤后,部分患者可产生一种类似痴呆的表现,而大脑组织结构无任何器质性损害,经治疗后,痴呆样表现很容易消失。可见于分离(转换)障碍及应激障碍等。

五、思维

1. 思维的含义

思维是人类认识活动的最高形式,它使人们不仅能反映由感觉器官所直接感知的事物,而且能够反映出事物间的内在联系。这是通过对事物的分析、比较、综合、抽象和概括进行的,是一种用推理或判断间接地反映事物本质的认识活动。

2. 老年人思维的特点

(1) 老年人思维的敏捷性差于青年人。

（2）老年人在概念形成、逻辑推理作业等实验室思维较青年人差。

（3）老年人的观察力和类别推理能力下降。

（4）老年人可以用知识经验补偿某些思维能力的减退。

3. 老年人思维障碍的类型

思维障碍的表现形式复杂多样，存在不同的归类方法。传统上习惯用两分法将其分为思维形式障碍和思维内容障碍。

（1）思维形式障碍

1）思维联想障碍。思维联想障碍是指在思维的进程中出现异常，包括联想的速度、数量、连贯性、途径和自主性障碍，也称为思流障碍。

2）思维逻辑障碍。思维逻辑障碍是指在概念的形成、运用、判断与推理上存在障碍，违反了形式逻辑规律，脱离现实，无法让人理解。

（2）思维内容障碍。思维内容障碍是思维产物的异常，思维表达的内容与客观现实不符而患者坚信不疑，不接受现实的检验和校正。其主要表现形式是妄想，也包括类妄想观念和超价观念。

六、情感

1. 情感的含义

情感是同人的社会性需要相联系的态度体验。人们在认识客观事物的过程中，不仅可以了解事物的表面特征，揭示事物的本质及其内在联系，同时还会对所反映的事物产生肯定或否定的态度体验。

情绪是人对客观事物是否满足其需要而产生的态度体验，它由主观体验、生理唤醒和外部表现三部分组成。在实际工作生活中我们很难把情感和情绪截然分开。

2. 老年人情感的特点

人进入老年期后，随着年龄的增长、身体健康水平的下降、社交圈子的缩小、空闲时间的增多，容易出现一系列的消极情绪体验，具体来说有以下三个特点。

（1）消极的情感逐渐增多。

（2）情感体验持久而深刻。

（3）情绪表达比较含蓄。

3. 老年人情感障碍的类型

（1）情感高涨。情感高涨是指一段时间内情绪持续性增高的现象，自我感觉良好，心情特别愉快，无烦恼，表现为兴高采烈、言多语快、表情丰富、动作行为多、兴趣爱好广泛，整天忙碌不停。

（2）欣快。欣快表现为自我感觉良好，自得其乐，与周围环境无联系，也说不清为何而高兴，情感内容单调刻板，面部表情愉悦但显得愚蠢可笑，不能引起别人的共鸣。

（3）情绪低落。情绪低落是指一段时间内持续存在压抑、郁闷、沮丧的情绪状态，与情绪高涨相对应，属于负性情绪的增强。表现为愁眉苦脸、唉声叹气、语声低沉缓慢、动作迟缓、行为减少、不愿与人交往、自我评价过低、自卑、缺乏信心、凡事都缺乏兴趣。

（4）焦虑。焦虑是面对危险的一种正常反应，但如果其严重程度或持续时间与实际威胁明显不相称就属于异常。病态的焦虑是指在无客观根据的情况下持续性地表现为紧张、担心和害怕，并伴有多种躯体和自主神经功能紊乱的症状。心理上可表现为紧张不安、提心吊胆、注意范围狭窄、警觉性增高、情绪易激惹等；躯体上可表现坐立不安、搓手顿足、肌肉紧张、肢体震颤等。

（5）情感脆弱。情感脆弱是指轻微的外界刺激即引起患者明显的伤心体验，表现为极易伤感，微小的外界刺激或想到自己的不幸遭遇和困境就伤心哭泣，无法克制。

（6）易激惹。易激惹是指一般性刺激即引起强烈而不愉快的情绪体验，表现为遇到一般刺激时就会激动不安、生气愤怒甚至暴怒发作。

（7）情感爆发。情感爆发是指在精神刺激下突然出现的一种短暂性的情感宣泄状态，表现为捶胸顿足、大喊大叫、号啕大哭、满地打滚；或者兴高采烈、手舞足蹈、狂欢乱叫；或者哭笑无常，伤人毁物等。

（8）情感淡漠。情感淡漠指对外界刺激缺乏相应的情感反应，属于情感反应的降低，表现为对亲友冷淡，对周围事物漠不关心，即使对涉及利害关系的事情也缺乏相应的内心体验和面部表情反应。

（9）情感迟钝。情感迟钝也称情感平淡，属于情感反应的降低，但在程度上比情感淡漠轻，多表现为高级情感和细腻情感的逐渐丧失，缺乏亲情友爱，对工作无责任心。

（10）恐惧。恐惧是指对某种客观存在的事物或处境产生持续的惧怕与回避的现象。正常人在面对危险的事物或处境都会出现恐惧，但病态的恐惧是指其严重程度和持续时间与现实威胁不相符的恐惧反应。

七、意志

1. 意志的含义

意志是有意识地支配、调节行为,通过克服困难,以实现预定目标的心理过程。意志比一般动机更具有选择性和坚持性,可以看成是人类特有的高层次动机。

2. 老年人意志的特点

(1) 良好的意志品质更加强烈。由于老年人在漫长的人生中形成了比较稳定的性格,以及丰富的人生经历,使得老年人变得坚韧、果断、独立、自制力强。

(2) 意志品质两极性更加明显。由于身体、经济以及家庭状况的影响,积极乐观的老年人意志发展更加良好;反之,受贫困、疾病和孤独等消极因素的影响,一些老年人意志可能变得更加消极。

3. 老年人意志障碍的类型

(1) 意志中量的方面的障碍

1) 意志增强。意志增强是指在病态的动机和目的支配下,出现意志活动增多与意志力量的增强。为了达到病态的目的,患者可以不顾一切、长期顽固地进行某些行动。病理性意志增强多见于受妄想支配的患者,如有嫉妒妄想者对配偶进行长期的跟踪监视;有被害妄想者反复上诉和搜罗证据;有疑病妄想者长期反复就诊和检查等。主要见于妄想性障碍,也可见于精神分裂症。

2) 意志减弱。意志减弱是指意志活动的减少和意志力量的普遍减退。表现为动力不足、目的不明、自制力差等。患者除了基本需要外,其他需求明显减少,工作、生活中缺乏主动性和进取心,对家庭没有责任感,对前途无计划,随遇而安,得过且过。意志减弱常与情感淡漠、思维贫乏、社交退缩等症状共同存在。主要见于单纯型和慢性精神分裂症。

3) 意志缺乏。意志缺乏指意志活动的缺乏或极度减少以及意志力量的极度减退。患者的行为既无动机也无目的,除了极简单的生活需求外,别无他求,生活被动懒散,甚至连个人卫生都需要督促,对外界无兴趣,整天呆坐或睡卧于床,孤独离群。主要见于精神分裂症晚期和严重的痴呆患者。

(2) 意志中质的方面的障碍

1) 意向倒错。意向倒错指意向行为违背常情,让人难以理解。例如,食意向倒错者吃一些人不能吃的东西,如泥土、粪便、木头等;性意向倒错者出现自虐、施虐、恋物等。主要见于精神分裂症和人格障碍。

2）矛盾意向。矛盾意向指个体同时表现出两种截然相反、相互矛盾的意志活动。患者对这种矛盾现象既不能察觉和认识，也不会为此出现相应的痛苦和不安的体验。主要见于精神分裂症。

3）强迫意向。强迫意向指个体难以自控、反复出现想做某一违背自己意愿行为的强烈内心冲动（但不会付诸行动）。多数患者明知不合理，但不能自控，因而感到痛苦。如站在高处时，总有一种想要往下跳的冲动；端起热茶时，就有泼向别人的冲动。多见于强迫障碍。

第二节　老年社会学相关知识

一、老年社会学的概念及研究内容

社会学是对于人类社会和社会活动进行系统、客观研究的一门学科。老年社会学是一门研究人类老化现象的学科，以社会学基本理论视野和分析体系探讨和认识老年现象，特别是作为一种社会现象的老龄化及其问题。老年社会学关注人类社会的老龄化现象，从社会学的角度研究人口老化的社会原因，人口老龄化对社会及其发展的影响，以及我们需要采取的措施和策略等。

二、人口老龄化与老龄化社会

人口老龄化是指人口生育率降低和人均寿命延长导致的总人口中因年轻人口数量减少、年长人口数量增加而导致的老年人口比例相应增长的情况。人口老龄化包括两个含义：一是指老年人口相对增多，在总人口中所占比例不断上升的过程；二是指社会人口结构呈现老年状态，进入老龄化社会。

国际上通常认为，当一个国家或地区60岁以上老年人口达到人口总数的10%，或65岁以上老年人口达到人口总数的7%，即意味着这个国家或地区进入老龄化社会。

过去由于营养、医疗等条件落后，战争导致大量青壮年和儿童非正常死亡，人类平均寿命较短，因此只有在人类社会发展到和平、富有的阶段才会出现人口老龄化，可以说人口老龄化是人类文明进步的表现。计划生育政策和现代生育观念的改变使得生育率明显下降，人类生活水平和医疗技术的提高，使得死亡率下降，人类的平均预期寿命提高，生育率、死亡率下降和人类寿命的增加导致人口的老龄化。

1. 个体老化

个体老化是指个人从出生开始经历发育、成熟到衰退的一个缓慢的生理过程，人体细胞、有机组织、内脏器官的功能都不断地衰退老化。个体老化常与生物、心理、社会等各种现象交织在一起，其特征表现在以下方面。

（1）年代老化。年代老化是指从出生后所积累的岁数越来越大。一般讲岁数越大，年代老化程度越深。但年代老化并不能准确测量一个人真正的老化程度，年代老化与心理老化有差距。

（2）心理老化。心理老化是指人的感知觉、记忆、智能等的衰老过程。这种现象具有明显的个体差异，一般人要到75岁后才显示智力有衰退迹象，但有些人50多岁就深感脑力不济，而有些人80多岁还保持较高的智力水平。

（3）生物老化。生物老化是指人体结构和生理上的衰老，比如牙齿脱落、听力衰退、关节退变、肌肉萎缩、抵抗力差等。

（4）社会老化。社会老化是指由于年龄增大而导致的社会角色的变化。

（5）功能老化。功能老化是指由于年龄老化而导致的职业能力、工作效率的减低。

对于个体老化，社会学除了考虑生物因素的影响外，还要研究诸如经济生活、政治制度、社会文化、人际关系及生活环境等因素的影响。随着个体年龄的逐渐变化，个体在经济、政治、文化以及其他社会生活方面会发生相应的变化，如果现有的制度不能与之相适应，将会导致社会问题。老年社会学要从微观到宏观，从静态到动态研究老年人的社会特征和老年人本身的特殊问题。

2. 人口老龄化

个体老化是人口老龄化的前提，而只有人口老龄化，才会出现老龄化社会，人口老龄化是老龄化社会最主要、最基本的特征。老龄化社会不只是人口老龄化，它还包括由于这样的人口结构所带来的各种社会变化和问题。

三、我国人口老龄化的特点

1. 老龄化发展速度快

生活水平和医疗水平的提高极大提升了我国居民的预期寿命，计划生育政策和现代生育观念改变使得生育率降低，死亡率和生育率的降低，加速了我国人口老龄化。

2. **高龄化趋势明显**

随着老龄化程度不断加深，我国老龄人口结构也发生转变，高龄化现象日益突显。

3. **老龄化超前于社会经济发展**

一般人口老龄化伴随着工业化进程同步进行，而我国的老龄化则超前于工业化进程，与经济发展的不同步导致我国面临着工业化和老龄化的双重压力。

4. **地区之间的不平衡**

由于区域发展的不平衡，我国的人口老龄化还呈现出地区差异，经济发达、工业化程度高的地区人口老龄化程度相对较高。

5. **老年人口数量大**

我国人口基数庞大，老年人口规模在很长一段时间居高不下，给养老保障制度建设和医疗保健事业的发展带来压力。

四、我国人口老龄化的现状

我国正处于人口发展的关键转折期，准确把握人口变化的趋势性特征，对于完善人口发展战略和政策体系，促进人口均衡发展，积极应对人口老龄化，促进人口和社会经济持续协调健康发展至关重要。

2019年11月下旬，中共中央、国务院正式印发《国家积极应对人口老龄化中长期规划》（以下简称《规划》），将应对老龄化上升为国家战略，《规划》明确了应对人口老龄化的重要意义和目标任务，而且给出了翔实、具体的应对措施，近期至2022年、中期至2035年、远期展望至2050年，以此指导未来30年应对人口老龄化的各项政策。

第七次全国人口普查主要数据结果显示，我国0~14岁人口为25 338万人，占总人口的17.95%；15~59岁人口为89 438万人，占总人口的63.35%；60岁及以上人口为26 402万人，占总人口的18.70%（其中，65岁及以上人口为19 064万人，占总人口的13.50%）。与2010年相比，60岁及以上人口比重上升5.44个百分点。人口老龄化程度进一步加深，未来一段时期将持续面临人口老龄化的压力。

根据《大健康产业蓝皮书：中国大健康产业发展报告（2018）》指出，2050年我国60岁及以上老年人口数量将达到4.83亿人，老年人口总消费61.26万亿元，分别是2020年的1.89倍、8.73倍。

第三节　信息学相关知识

一、信息学概述

信息学是研究信息的产生、表示、获取、传输、处理、分类、识别、存储及利用的一门新兴学科。它是以信息为研究对象，以计算机等技术为研究工具，扩展人类的信息功能为主要目标的一门综合性学科。主要是指利用计算机及其程序设计分析问题、解决问题，与图书馆学有密切的关系。其主要研究方向包括信息表示学、信息加工学、信息资源管理学、信息安全学、信息传播学及计算机科学等，涉及信息的物理变化形式和信息的符号含义两大部分。

二、信息技术在老年人能力评估管理工作中的作用

伴随记忆和运算工具的飞速发展，特别是以计算机为代表的信息加工和运算设施的运用，加速了人类信息技术的发展。任何组织机构，为了应对瞬息万变的世界，必须建立信息系统和资源管理系统，以应对日益复杂的信息文明和短缺的资源。对于老年人能力评估工作来说，如何应用信息化技术，促进老年人能力评估机制的建立和推进，是老年人能力评估信息化管理的重点。信息技术在老年人能力评估管理工作中的作用包括以下四个方面。

1. 促进老年人能力评估的信息化标准建设

非标准化信息管理存在主管部门、评估方、养老服务提供方等对评估结果的使用权限划分不明确、责任主体不清晰的情况。将老年人能力评估信息借助技术手段标准化实施后，明确了主管部门、养老服务提供方、评估方等各方对评估结果的使用权限，多方既可共享信息又各自独立。

2. 建立规范准确的评估流程体系

现有的评估依赖纸质评估表，以 4 个一级指标、22 个二级指标的表格为基础开展工作。每套表格篇幅较长，存在资料繁杂、存储及携带不便的问题，影响老年人

能力的多次动态评估数据查阅及调用的便捷性。同时，在纸质评估表格中，不同评估指标选项的逻辑互斥容易被评估人员所忽略，导致评估结果不准确，制订照护计划时出现偏差；评估结束后需要耗费一定的时间进行数据计算，并在评分数值选择上对个人主观意识的依赖较强。采用信息化管理后，能力评估使用的评估工具可以通过逻辑设置，对评估指标的内在逻辑进行自动矫正，避免个人操作失误出现评估结果的偏差，并可快速计算分值生成评估报告，为使用报告的各方提供准确、及时的结果。

3. 加强信息系统的数据安全建设，确保信息系统的完整、安全

由于纸质评估表及归档资料可随意查阅，对服务使用方的隐私信息欠缺保密性，采用信息化管理后，将数据存储于系统平台，形成服务使用方的动态、即时数据信息库，主管部门、评估方、养老服务提供方等各方在各自权限范围内使用，实现携带、存档、管理的便捷化操作，同时加强了信息的安全性。

4. 大数据管理促进行业健康发展

规范、完整、准确的数据库，为统计数据汇总、老年人能力评估从业人员的管理、相关政策的制定、完善提供了强有力的支撑。

第四节　医学伦理学相关知识

一、伦理学概述

1. 伦理学的定义

伦理学，也称道德哲学，是以人类行为是非善恶的信念和价值即道德作为研究对象的科学，是研究人们相互关系的道德和规则，是研究道德形成、本质及其发展规律的科学，是现代哲学的学科分支。确切地说，伦理学是对道德的哲学反思，是对人类行为的规则或准则进行分析，提供论证，发现行为的原则，揭示道德评价的根据，以解决在新的境遇中不同价值冲突引起的道德难题。

2. 伦理学研究的主要内容

（1）道德的基本理论，包括道德的起源本质、发展规律及社会作用等。

（2）道德的规范体系，包括道德的基本原则、规范和范畴等。

（3）道德品质的养成，包括道德教育评价和修养等。

3. 伦理学主要流派

（1）情态伦理学派。情态伦理学派主张伦理准则应视情态而定，强调伦理的灵活性，反对固定不变的伦理准则。

（2）传统伦理学派。传统伦理学派主张坚持传统的医学伦理原则和宗教伦理原则。

（3）青年道德学派或分析学派。青年道德学派或分析学派既反对情态伦理学派粗糙的功利主义，又反对传统伦理学派僵硬的神学道德主义，主张对伦理问题应进行细致的分析。

二、医学伦理学概述

1. 医学伦理学的概念

医学伦理学是运用了伦理学的基本原则、理论、方法，解释在医疗实践和医学科学发展中，人与人及医学与社会之间关系的一门学科。医学道德是医务人员的职业道德，简称医德，是社会一般道德在医学领域中的具体体现，是医务人员应具备的思想道德品质，它是调节医务人员与患者、社会之间关系的道德要素总和。

医学道德通过具体的道德原则和道德规范影响医务人员的言行，调节各种医德关系。简单地说，医学伦理学就是研究医学道德的科学，是医学科学和伦理学相互交叉的新兴学科。

2. 医学伦理学的基本理论

医学伦理学的基本理论包括功利论、义务论、美德论和公益论，是人们分析和解决医学伦理问题的理性前提，是学习和研究医学道德必须理解和掌握的理论。

（1）功利论。功利论是一种以实际功利或效用作为行为原则和评价标准的伦理学说，是与义务论相对立的一种有重大影响的伦理学理论。

（2）义务论。义务论是关于责任担当的理论，具体研究道德准则或规范，即根据哪些标准判断行为者的行为以及行为者的道德责任。

（3）美德论。美德是指一种比较稳定和持久的履行道德规范的个人秉性和气质，即人的道德品质。美德论又称为德性论或品德论，是关于道德品质的学说，主要研究做人应具有的品格。美德论告诉人们，什么是道德上的完人以及如何成为道德上的完人。

（4）公益论。由于医疗卫生事业的发展，医学已经从医生与患者间一对一的私人关系发展为以医患关系为核心的社会性事业。作为一种社会性事业，就要考虑收益和负担的分配以及分配是否公正的问题，尤其是卫生资源的公正分配和尽可能利用这些资源使大多数人得到最佳医疗服务等卫生政策、体制和发展的战略问题，这构成了医学伦理学一个新的内容，即公益论。

3. 医学伦理学的道德规范与基本原则

（1）医学伦理学的道德规范。医学伦理学有其自身的道德规范体系，包括医学道德的基本原则、规范和范畴，这些基本原则、规范和范畴都来源于医学实践，是从医学实践中抽象概括出来的，同时又反过来指导医学实践。在医学实践中，它强调医务人员在医疗、预防、科研等领域中的义务，并以"应该做什么，不应该做什么以及如何做"的形式出现，发挥着把医德理想变成医德实践的中间环节作用。

（2）医学伦理学的基本原则

1）不伤害原则。在医学实践中，不伤害是指在诊治、护理过程中不使患者的身心等受到损害。一般来说，凡是医疗、护理上必需的或者属于适应证范围，则所实施的诊治、护理手段是符合不伤害原则的。但是，不伤害原则不是绝对的，因为有些诊治、护理手段即使符合适应证，也会给患者躯体或心理上带来一些伤害，如肿瘤化疗既能抑制肿瘤的发展，又会对患者的造血、免疫系统产生不良的影响。因此，符合适应证不意味着可以忽视对患者的伤害，在进行医疗或护理时应努力避免各种可能伤害或将伤害减少到最低限度。

2）有利（有益）原则。狭义的有利原则是指医务人员的诊治、护理行为对患者确有助益，既能减轻痛苦或同时又能促进康复；广义的有利原则是指医务人员的诊治、护理行为不仅对患者有利，而且有利于医学事业和医学科学的发展，有利于促进人群、人类的健康和福利。

3）尊重原则。在医护实践中，尊重原则是指对患者的人格尊严及其自主性的尊重。尊重原则要求医务人员平等尊重患者及其家属的人格与尊严；尊重患者知情同意和选择的权利，而对于缺乏或丧失知情同意和选择能力的患者，应该尊重家属或监护人的知情同意和选择的权利。

4）公正原则。公正即公平、正义的意思。公正包括程序公正、回报公正和分配公正等，这里主要指分配公正，能够公正地分配医疗卫生资源，每个人都具有平等合理享受医疗卫生资源的权利。

4. 医学伦理学的研究内容

医学伦理学的主要研究内容包括医学伦理的基本原则、规范、作用及发展规律；医务人员与患者之间的关系（医患关系）；医务人员相互之间的关系（医际关系）；医务人员与社会之间的关系；医务人员与医学科学发展之间的关系等。

第五节　语言和非语言沟通相关知识

一、沟通

1. 沟通的定义

沟通是人与人之间思想与感情信息传递、交流与反馈，以求获得思想、情感统一的过程，是人们分享信息、思想和情感的过程。这种过程不仅包含口头语言和书面语言，也包含形体语言、个人的习惯和方式、物质环境（赋予信息含义的任何东西）等。

2. 沟通的重要性

在老年人能力评估的过程中，有效沟通是确保评估过程顺利进行的重要条件。有效、高效的沟通技巧，不仅可以尽快获得被评估者的信任和认可，保证评估的顺利进行，而且可以提高评估的真实、可靠性。老年人能力评估师与老年人的沟通，要求语言表达准确、清晰、简洁、明了。如果被评估者听不懂或者不能正确理解评估师的问题，不仅会延长评估时间，还会影响评估结果的客观性。

二、语言沟通和非语言沟通

1. 语言沟通

（1）语言沟通的定义。语言是人类特有的一种非常好的、有效的沟通方式。语言沟通利用声音及画面的渠道传递信息，能对词语进行控制，是结构化的，并且是被正式教授的。语言沟通包括口头语言、书面语言、图像等。口头语言包括面对面的谈话、开会等；书面语言包括信函、广告、传真和邮件等；图像包括图片、视频等，这些都统称为语言沟通。老年能力评估师常用的是面对面交谈的方式。

（2）语言沟通的技巧

1）语气温和。老年能力评估师态度要温和谦逊，不能盛气凌人、语气生硬、缺乏感情。

2）善于聆听。沟通的目的在于得到对方的反馈。在沟通过程中应注意聆听老年人的想法，不要一味地自说自话。我们应该注意老年人的表情、动作，适时对老年人的话表示肯定、发表意见或者做总结。这样会让老年人有继续说下去的动力，也会觉得受到尊重。

3）注重表达方式。同样一句话在不同的语境，使用不同的语气语调说出来感觉都是不一样的。比如询问对方性格时，将问题"您觉得自己的性格怎么样？"换成"如果我没看错，您的人缘一定不错吧。"这样，听起来没有那么生硬，容易与老年人拉近距离。

4）避免"查户口"式聊天。在和老年人沟通的过程中，不要像调查户口一样用连续提问的方式去打探别人隐私，这样，很容易引起老年人反感而产生抵触情绪。

5）借助联想。在初次见面沟通中，最常见的情况就是不知道聊什么，找不到寒暄的话题，这时就可以用联想法。比如，看见家里有茶具，那么就可以和老年人聊聊喝茶，消除初次见面的陌生感。

6）不仓促结束。沟通应有始有终，当交谈结束时不要仓促离开，要把后续相关事项告知老年人。

2. 非语言沟通

（1）非语言沟通的定义。非语言沟通是指使用除语言符号以外的各种符号系统，包括形体语言、副语言、空间利用以及沟通环境等进行沟通。在沟通中，信息的内容部分往往通过语言表达，而非语言则作为提供解释内容的框架，表达信息的其他相关部分。

非语言沟通包括面部表情、身体距离、姿势、动作、眼神、声调音量、仪表服饰、身体接触，甚至沟通环境等。良好的非语言沟通有助于提高沟通效果，增进老年人能力评估师与老年人之间的关系。

（2）非语言沟通的技巧

1）仪容仪表。仪容仪表是留给他人的第一印象。老年人能力评估师应仪表端庄大方，注意个人卫生和整洁，保持良好的精神状态。工作时应着职业装，不穿奇装异服，不佩戴夸张的饰品，不浓妆艳抹，不喷洒味道浓郁的香水，给人以端庄、职业的感觉。

2）交际距离。沟通交往时，人与人之间交际距离的远近，表示不同的意义。不同的社交场合及不同的社会关系有不同的距离标准。交际距离分为亲密距离、私人距离、社交距离，老年人能力评估师与老人初次见面时，应与老年人保持一米的社交距离，宜采用缓和平顺的方式接近老年人，与老年人之间保持安全却能清楚沟通的身体距离。

3）身体姿势。老年人能力评估师工作中的姿势是否恰当，不仅反映了老年人能力评估师的职业修养，也会影响评估效果。老年人能力评估师站立时应双腿挺直，双臂在躯体两侧自然下垂，收腹挺胸，不倚墙而立；就座时应上身自然挺直，屈膝，双腿平行或交叉；行走时步履轻盈，步幅均匀，抬头挺胸，自然摆臂，步态轻、稳、快，体现庄重与效率。与老年人相向而坐时身体宜稍向前倾斜，以表示对老年人的敬意和对评估工作的投入，视线始终与老年人保持同一高度，无论老年人是坐着或躺着，老年人能力评估师都要配合老年人调整高度，以利于沟通。

4）面部表情。面部表情在非语言交往中具有重要的作用。常用的、最有用的面部表情是微笑。老年人能力评估师常常面带欣然、坦诚的微笑，对老年人极富有感染力，老年人接收到这个友善的信息后，也会愿意接近并与老年人能力评估师交谈，有助于评估工作的顺利进行。当老年人诉说自身情况时，老年人能力评估师不应左顾右盼，而应凝神聆听，这样老年人才能意识到自己被重视、被尊重。

5）肢体动作。在沟通中，适当搭配肢体动作也会让我们的交谈气氛更加轻松，同时通过肢体动作，我们也会了解对方的一些心理想法，因为口头表达的内容可以修饰，但不经意的举止往往最真实。说话时可以适当地配合手势的运用，加强内容的感染力和说服力，但要注意手势运用宜自然，不要太夸张，如果在评估过程中老年人不时地有用手握拳等动作，有可能表示老年人情绪紧张，老年人能力评估师可做相应的调整，帮助老年人放松。

6）眼神接触。眼神接触是沟通交流的重要技巧。老年人能力评估师与老年人交流时不需要全程望着对方的眼睛，可不时转移至对方面部的其他地方，如鼻子等。适当的眼神接触是敬意和注意的有力象征，而眼神交流过多会令人不自然。

7）语调与音量。老年人能力评估师与老年人沟通时，语调要柔和，并且富有变化，给老年人以亲近感。沟通音量要适中，不要过高或过低，应根据沟通环境和内容调整。

语言与非语言沟通相辅相成、互相作用。语言沟通直接明了，非语言沟通对语言内容有强化功效。

三、评估沟通内容

1. 老年人能力评估师的自我介绍

自我介绍的主要目的是消除老年人的陌生感，打消顾虑，对老年人能力评估师产生信赖，以利于评估工作的顺利进行。老年人能力评估师首先要明确介绍自己的姓名、职务，然后询问老年人的姓名，并做好记录，用叔叔、阿姨、大爷、婆婆等词亲切地称呼老年人，拉近彼此的距离。

2. 评估目的的介绍

老年人能力评估的目的是了解老年人的能力现状，并根据其自身不同的能力状况做出相应的健康指导。老年人能力评估师应明确向老年人说明评估的目的，打消老年人的疑虑，获得老年人及其家属的接纳和配合。

3. 评估过程的沟通

老年人能力评估内容繁多，评估开始前老年人能力评估师应简单明了地对被评估人讲述评估内容以及评估的流程，大概所需的时间，让被评估者对此次评估的内容和流程有大致的了解。评估开始前必须征求老年人的同意并签署《评估知情同意书》，如果老年人无法自己签字可以按手印或者请家属代签字。评估过程中严格按照评估量表的标准用语进行评估，不得任意换用提问词语，不得诱导被评估人回答问题。

第六节　计算机应用相关知识

计算机的快速性、通用性、准确性和逻辑性等特点，使其不仅具有高速运算能力，而且还具有逻辑分析和逻辑判断能力。这不仅能够大大提高人们的工作效率，而且还可以代替人脑进行一定程度的运算和逻辑判断。如今计算机技术已渗透到人们生活和工作的各个层面之中，其中与我们日常工作生活最密切相关的就是各种办公软件，这里我们主要对 Microsoft Office 进行简单介绍。

一、Microsoft Office 简介

办公软件是指可以进行文字处理、表格制作、幻灯片制作、图形图像处理、简单数据库处理等方面工作的软件。现代社会办公软件的应用范围很广，大到社会统计，小到会议记录，都离不开办公软件的协助。

Microsoft Office 是微软公司开发的办公软件套装，可以帮助人们更好地完成日常工作。Microsoft Office 常用组件有 Word、Excel、PowerPoint 等。

二、Word 的功能介绍

Word 能够实现文档的创建、编辑、保存、打印和保护等基本操作。使用 Word 可以轻松实现设置字体和段落格式、应用文档样式和主题、调整页面布局等排版操作，还可以在文档中制作编辑表格、图形、图像，编写数学公式，修订审阅文档等，满足用户的多方面的文档处理需求。

三、Excel 的功能介绍

Excel 是微软公司为使用 Windows 和 Apple Macintosh 操作系统的电脑编写的一款电子表格软件。直观的界面、出色的计算功能和图表工具，再加上成功的市场营销，使 Excel 成为最流行的个人计算机数据处理软件。Excel 可以对数据进行各种处理，还可以同时修改多个工作表，极大地提高了办公人员的办公效率。

四、PowerPoint 的功能介绍

PowerPoint 是专门用于制作演示文稿（幻灯片）的组件。利用 PowerPoint 不仅可以创建演示文稿，还可以在互联网上召开会议，远程给观众展示演示文稿。PowerPoint 制作出来的内容叫演示文稿，其格式后缀名为".ppt"或".pptx"，也可以保存为 PDF、图片甚至视频等格式。

五、计算机应用技术在老年人能力评估管理中的作用

随着信息化建设和发展，计算机已经成为我们生活、工作中不可缺少的重要组成部分。在被评估者信息管理、老年人能力评估师管理、评估量表使用、评估资料汇总分析等老年人能力评估工作中，都会大量使用计算机系统，同时，随着后期评估软件系统的开发和使用，熟练掌握计算机应用技术对顺利进行相关工作具有非常重要的作用。

第六章 安全常识

老年人能力评估师在进行评估工作时，为及时处理可能发生的突发情况，掌握必要的安全基础知识是非常必要的。安全主要包含消防安全、人身安全、公共安全等。

第一节 消防安全常识

一、火灾基本常识

1. 燃烧的必要条件

火灾的发生有着多种因素，在可燃物、助燃物、着火源三个条件同时满足时，就会产生燃烧。

2. 火灾的阶段

根据火灾温度随时间的变化特点，火灾发生过程可以分为以下四个阶段。

（1）初起阶段。此时的火灾范围较小，可燃物刚刚达到临界的燃烧温度，不会产生高热量射流及高强度的气体对流，烟气量不大，燃烧所产生的有害气体尚未弥散，被困人员有一定的时间逃生，对建筑物还不会有大的破坏。这时，如果扑救方法正确，人员充沛，就可以把火灾控制在局部，甚至完全消灭。

（2）发展阶段。当火灾没有得到及时控制，持续燃烧，我们称之为火灾的发展阶段。这时的火灾持续燃烧速度加快,温度不断升高,气体对流增强,燃烧产生的炙热烟气迅速弥漫扩散。这些热传播的方式会加剧火势蔓延,火场范围扩大,火势也难以控制。

(3)猛烈阶段。火灾发展到这一阶段最危险,也最具破坏性。温度和气体对流强度、速度均达到峰值,并伴有可燃性物质的不完全燃烧或因高温分解而释放出大量的助燃物质和刺激性烟气,燃烧随时会产生突发性变化。如有燃爆性气体时,就会产生瞬时爆燃,不仅会扩大火势,而且对扑救人员、受困人员均会形成非常大的威胁,同时对建筑物也会造成毁灭性的破坏。

(4)下降熄灭阶段。因可燃物质燃烧将尽、消防扑救手段等因素使火场温度下降,气体对流减弱,这时火灾呈减弱和熄灭阶段。但这一阶段也会因地理位置、火场环境等因素不同,持续时间也不一样,有时会持续很长时间,有时会因建筑物本体坍塌,重新产生有氧对流而出现"死灰复燃"的现象。

3. 火灾的类型

根据可燃物的类型和燃烧特性,按标准化的方法将火灾分为了A、B、C、D、E、F六种类型。

(1)A类火灾。A类火灾指固体物质火灾,如木材、棉、毛、麻、纸张等火灾。

(2)B类火灾。B类火灾指液体或可熔化的固体物质火灾,如汽油、煤油、柴油、甲醇等火灾。

(3)C类火灾。C类火灾指气体火灾,如煤气、天然气、甲烷、丙烷、乙炔、氢气等火灾。

(4)D类火灾。D类火灾指金属火灾,如钾、钠、镁、钛、锆、锂等火灾。

(5)E类火灾。E类火灾指带电火灾。

(6)F类火灾。F类火灾指烹饪器具内烹饪物(如动植物油脂)火灾。

二、火灾自救逃生知识

1. 灭火的基本方法

(1)隔离法。将可燃物、易燃物、助燃物与火源分开。

(2)冷却法。用水直接喷射到燃烧物体上,使温度降至燃点以下。

(3)窒息法。用湿棉毯、湿麻袋、湿棉被、干沙等不燃物覆盖在燃烧物的表面,隔绝空气,使其燃烧停止。

(4)化学抑制法。用含氮的化学灭火器喷射到燃烧物上,使灭火剂参与到燃烧中,发生化学作用，覆盖火焰使燃烧的化学连锁反应中断，使火熄灭。

2. 扑救火灾的一般原则

（1）报警早、损失少。报警应沉着、冷静、及时、准确。简明扼要地报出起火的地理位置名称、详细地址、有无人员被困以及报警人的电话号码，同时派人到消防车可能来到的路口接应，并主动、及时地介绍燃烧物的性质和火场内部情况，以便消防人员迅速组织扑救。

（2）边报警，边扑救。在报警同时，要及时组织扑救初起的火灾。在初起阶段由于燃烧面积小，燃烧强度弱，释放的辐射热量少，是扑救的有利时机，可以就地取材，不失时机地扑灭初起火灾。

（3）先控制，后灭火。力争把火势控制在原来的燃烧范围或状态，不使其继续发展、蔓延、扩大，并为下一步扑灭火灾创造有利条件。

（4）先救人，后救物。在发生火灾时，如果人员受到火灾的威胁，应贯彻执行救人第一、救人与灭火同步进行的原则，救人后再疏散物资。

（5）防中毒，防窒息。火灾产生的烟气中含有大量有毒成分，扑救时应尽可能站在上风处，必要时佩戴防毒面具，以防中毒或窒息。

（6）听指挥，莫惊慌。平时加强防火灭火知识的学习，并积极参与消防训练，才能做到一旦发生火灾而不会惊慌失措。

3. 火场疏散逃生常识

（1）沉着、冷静地选择最近的安全逃生路线，按照安全出口的指示标志或在熟悉通道的人的带领下，有秩序地撤离。

（2）在发生火灾时，切不可使用电梯。

（3）由于烟雾一般是向上流动，地面的烟雾相对比较稀薄，可以采用低姿行走或匍匐前进穿过浓烟，有条件可用湿毛巾等捂住嘴、鼻或用短呼吸法迅速撤出。

（4）如果被困在楼内，应保持冷静，紧闭房门，塞住缝隙，往门上泼水，减少烟气、火焰进入，躲在窗户下或到阳台避烟，等待消防人员解救或挥动明亮颜色的物品发出求救信号。

（5）身上衣服着火时，应尽快脱掉并扑灭，切不能奔跑，否则会使身上的火越烧越旺，还会把火带到其他场所，引起新的火点；灭火时可倒地打滚熄灭火焰，切不可用灭火器直接向着人身上喷射，这样会使烧伤者的伤口感染。

（6）如果安全撤离火场，应遵照消防救护人员和安全疏散人员的指引安排，不得在火场周围停留，影响救火人员的工作。

第二节　人身安全常识

一、人身安全的概念

人身安全，广义范畴包括人的生命、健康、行动自由、住宅、人格、名誉等的安全。狭义范畴是刑法上人身安全的本义，是作为自然人的身体本身的安全。

二、人身安全常识

（1）走路和等车时尽量与陌生人保持一定的距离，提高警惕；避免在人烟稀少的地方行走，自己去偏僻的地方一定要注意避开结伙接近的可疑人员；不要因为身边的一些异常现象（比如有人丢钱、打架等）分散自己的注意力，走路时和朋友一起聊天也不要过于投入。

（2）尽量避免夜晚出门活动，夜间要尽早回家。

（3）去不熟悉的地方尽量自己找寻路线或询问警察，切忌让陌生人带路。

（4）外出时有陌生人主动接近和自己搭话应立即避开，保持一定距离。

（5）遇到陌生人敲门，无论任何理由，都要核实对方身份后再开门；夜晚睡觉不要忘记反锁房门。

第三节　公共安全常识

一、公共安全的概念

公共安全，是指社会和公民个人从事和进行正常的生活、工作、学习、娱乐和交往所需要的稳定的外部环境和秩序。公共安全包含信息安全，食品安全，公共卫生安全等内容。

1. 信息安全

信息安全是指为数据处理系统建立和采用的技术、管理上的安全保护，为的是保护计算机硬件、软件、数据不因偶然和恶意的原因而遭到破坏、更改和泄露。为了达到信息安全的目标，各种信息安全技术的使用必须遵守一些基本的原则，如最小化原则、分权制衡原则、安全隔离原则等。

2. 食品安全

食品安全是指食品无毒、无害，符合应当有的营养要求，对人体健康不造成任何急性、亚急性或者慢性危害。食品（食物）的种植、养殖、加工、包装、储藏、运输、销售、消费等活动应符合国家强制标准和要求，不能存在可能损害或威胁人体健康的有毒有害物质以导致消费者病、亡或者危及消费者及其后代的隐患。食品安全既包括生产安全，也包括经营安全；既包括结果安全，也包括过程安全；既包括现实安全，也包括未来安全。

3. 公共卫生安全

公共卫生安全的具体内容包括对重大疾病尤其是传染病的预防、监控和医治；对食品、药品、公共环境卫生的监督管制，以及相关的卫生宣传、健康教育、免疫接种等。

二、公共安全的保障措施

（1）健全体制，明确责任。各地区、各部门要建立健全分类管理、分级负责、条块结合、属地管理为主的应急管理体制，形成统一指挥、功能齐全、反应灵敏、运转高效的应急机制。

（2）居安思危，预防为主。健全公共安全管理机制，健全监测、预测、预报、预警和快速反应系统，加强专业救灾抢险队伍建设，健全救灾物资储备制度，搞好培训和预案演练，全面提高抗风险能力。

（3）推进法治建设，坚持依法办事。加快规章制度建设，健全与完善关于维护公共安全的法律、法规，严格依法办事。

（4）重视科技创新。高度重视运用科技提高应对突发公共事件的能力。加大科技研发力度，把科技产品运用到维护公共安全上去。

（5）加强基层建设，倡导全民参与。提高基层应对突发公共事件的处置能力，提高群众应急能力和自救能力。

（6）加大宣传力度，提高全民的安全意识。广泛宣传相关法律、法规和应急预案，增强全民的危机意识、社会责任意识。

第七章

相关法律、法规知识

在老年人能力评估过程中，遵守我国相关的法律、法规至关重要，本章节将简单介绍与老年人能力评估相关的法律、法规。

第一节 《中华人民共和国老年人权益保障法》相关知识

《中华人民共和国老年人权益保障法》是为了保障老年人合法权益，发展老龄事业，弘扬中华民族敬老、养老、助老的美德，根据宪法制定。《中华人民共和国老年人权益保障法》所称老年人是指60周岁以上的公民，所以，老年人能力评估的对象为我国60周岁以上的老年人群。现将《中华人民共和国老年人权益保障法》中与老年人能力评估活动相关的条目列举如下。

第五条　国家建立多层次的社会保障体系，逐步提高对老年人的保障水平。

国家建立和完善以居家为基础、社区为依托、机构为支撑的社会养老服务体系。

倡导全社会优待老年人。

第二十八条　国家通过基本养老保险制度，保障老年人的基本生活。

第二十九条　国家通过基本医疗保险制度，保障老年人的基本医疗需要。

第三十条　国家逐步开展长期护理保障工作，保障老年人的护理需求。

对生活长期不能自理、经济困难的老年人，地方各级人民政府应当根据其失能程度等情况给予护理补贴。

第三十七条　地方各级人民政府和有关部门应当采取措施，发展城乡社区养老服务，鼓励、扶持专业服务机构及其他组织和个人，为居家的老年人提供生活照料、紧急救援、医疗护理、精神慰藉、心理咨询等多种形式的服务。

第四十二条　国务院有关部门制定养老服务设施建设、养老服务质量和养老服务职业等标准，建立健全养老机构分类管理和养老服务评估制度。

第四十七条　国家建立健全养老服务人才培养、使用、评价和激励制度，依法规范用工，促进从业人员劳动报酬的合理增长，发展专职、兼职和志愿者相结合的养老服务队伍。

国家鼓励高等学校、中等职业学校和职业培训机构设置相关专业或者培训项目，培养养老服务专业人才。

第五十条　各级人民政府和有关部门应当将老年医疗卫生服务纳入城乡医疗卫生服务规划，将老年人健康管理和常见病预防等纳入国家基本公共卫生服务项目。鼓励为老年人提供保健、护理、临终关怀等服务。

国家鼓励医疗机构开设针对老年病的专科或者门诊。

医疗卫生机构应当开展老年人的健康服务和疾病防治工作。

第五十一条　国家采取措施，加强老年医学的研究和人才培养，提高老年病的预防、治疗、科研水平，促进老年病的早期发现、诊断和治疗。

国家和社会采取措施，开展各种形式的健康教育，普及老年保健知识，增强老年人的自我保健意识。

第七十三条　老年人合法权益受到侵害的，被侵害人或者其代理人有权要求有关部门处理，或者依法向人民法院提起诉讼。

人民法院和有关部门，对侵犯老年人合法权益的申诉、控告和检举，应当依法及时受理，不得推诿、拖延。

第七十八条　侮辱、诽谤老年人，构成违反治安管理行为的，依法给予治安管理处罚；构成犯罪的，依法追究刑事责任。

第七十九条　养老机构及其工作人员侵害老年人人身和财产权益，或者未按照约定提供服务的，依法承担民事责任；有关主管部门依法给予行政处罚；构成犯罪的，依法追究刑事责任。

第二节 《中华人民共和国劳动法》相关知识

《中华人民共和国劳动法》是为了保护劳动者的合法权益,调整劳动关系,建立和维护适应社会主义市场经济的劳动制度,促进经济发展和社会进步,根据宪法而制定。现将《中华人民共和国劳动法》中与老年人能力评估活动相关的条目列举如下。

第三条 劳动者享有平等就业和选择职业的权利、取得劳动报酬的权利、休息休假的权利、获得劳动安全卫生保护的权利、接受职业技能培训的权利、享受社会保险和福利的权利、提请劳动争议处理的权利以及法律规定的其他劳动权利。

劳动者应当完成劳动任务,提高职业技能,执行劳动安全卫生规程,遵守劳动纪律和职业道德。

第五条 国家采取各种措施,促进劳动就业,发展职业教育,制定劳动标准,调节社会收入,完善社会保险,协调劳动关系,逐步提高劳动者的生活水平。

第十条 国家通过促进经济和社会发展,创造就业条件,扩大就业机会。

国家鼓励企业、事业组织、社会团体在法律、行政法规规定的范围内兴办产业或者拓展经营,增加就业。

国家支持劳动者自愿组织起来就业和从事个体经营实现就业。

第十一条 地方各级人民政府应当采取措施,发展多种类型的职业介绍机构,提供就业服务。

第五十五条 从事特种作业的劳动者必须经过专门培训并取得特种作业资格。

第五十六条 劳动者在劳动过程中必须严格遵守安全操作规程。

劳动者对用人单位管理人员违章指挥、强令冒险作业,有权拒绝执行;对危害生命安全和身体健康的行为,有权提出批评、检举和控告。

第六十六条 国家通过各种途径,采取各种措施,发展职业培训事业,开发劳动者的职业技能,提高劳动者的素质,增强劳动者的就业能力和工作能力。

第六十七条 各级人民政府应当把发展职业培训纳入社会经济发展的规划,鼓励和支持有条件的企业、事业组织、社会团体和个人进行各种形式的职业培训。

第六十八条 用人单位应当建立职业培训制度,按照国家规定提取和使用职业培训经费，根据本单位的实际，有计划地对劳动者进行职业培训。

从事技术工种的劳动者，上岗前必须经过培训。

第六十九条　国家确定职业分类，对规定的职业制定职业技能标准，实行职业资格证书制度，由经备案的考核鉴定机构负责对劳动者实施职业技能考核鉴定。

第七十条　国家发展社会保险事业，建立社会保险制度，设立社会保险基金，使劳动者在年老、患病、工伤、失业、生育等情况下获得帮助和补偿。

第三节　《中华人民共和国劳动合同法》相关知识

《中华人民共和国劳动合同法》是为了完善劳动合同制度，明确劳动合同双方当事人的权利和义务，保护劳动者的合法权益，构建和发展和谐稳定的劳动关系而制定的。现将《中华人民共和国劳动合同法》中与老年人能力评估活动相关的条目列举如下。

第三条　订立劳动合同，应当遵循合法、公平、平等自愿、协商一致、诚实信用的原则。

依法订立的劳动合同具有约束力，用人单位与劳动者应当履行劳动合同约定的义务。

第六条　工会应当帮助、指导劳动者与用人单位依法订立和履行劳动合同，并与用人单位建立集体协商机制，维护劳动者的合法权益。

第八条　用人单位招用劳动者时，应当如实告知劳动者工作内容、工作条件、工作地点、职业危害、安全生产状况、劳动报酬，以及劳动者要求了解的其他情况；用人单位有权了解劳动者与劳动合同直接相关的基本情况，劳动者应当如实说明。

第十八条　劳动合同对劳动报酬和劳动条件等标准约定不明确，引发争议的，用人单位与劳动者可以重新协商；协商不成的，适用集体合同规定；没有集体合同或者集体合同未规定劳动报酬的，实行同工同酬；没有集体合同或者集体合同未规定劳动条件等标准的，适用国家有关规定。

第十九条　劳动合同期限三个月以上不满一年的，试用期不得超过一个月；劳动合同期限一年以上不满三年的，试用期不得超过二个月；三年以上固定期限和无固定期限的劳动合同，试用期不得超过六个月。

同一用人单位与同一劳动者只能约定一次试用期。

以完成一定工作任务为期限的劳动合同或者劳动合同期限不满三个月的,不得约定试用期。

试用期包含在劳动合同期限内。劳动合同仅约定试用期的,试用期不成立,该期限为劳动合同期限。

第二十条　劳动者在试用期的工资不得低于本单位相同岗位最低档工资或者劳动合同约定工资的百分之八十,并不得低于用人单位所在地的最低工资标准。

第二十三条　用人单位与劳动者可以在劳动合同中约定保守用人单位的商业秘密和与知识产权相关的保密事项。

对负有保密义务的劳动者,用人单位可以在劳动合同或者保密协议中与劳动者约定竞业限制条款,并约定在解除或者终止劳动合同后,在竞业限制期限内按月给予劳动者经济补偿。劳动者违反竞业限制约定的,应当按照约定向用人单位支付违约金。

第二十六条　下列劳动合同无效或者部分无效:

(一)以欺诈、胁迫的手段或者乘人之危,使对方在违背真实意思的情况下订立或者变更劳动合同的;

(二)用人单位免除自己的法定责任、排除劳动者权利的;

(三)违反法律、行政法规强制性规定的。

对劳动合同的无效或者部分无效有争议的,由劳动争议仲裁机构或者人民法院确认。

第三十二条　劳动者拒绝用人单位管理人员违章指挥、强令冒险作业的,不视为违反劳动合同。

劳动者对危害生命安全和身体健康的劳动条件,有权对用人单位提出批评、检举和控告。

第三十七条　劳动者提前三十日以书面形式通知用人单位,可以解除劳动合同。劳动者在试用期内提前三日通知用人单位,可以解除劳动合同。

第三十八条　用人单位有下列情形之一的,劳动者可以解除劳动合同:

(一)未按照劳动合同约定提供劳动保护或者劳动条件的;

(二)未及时足额支付劳动报酬的;

(三)未依法为劳动者缴纳社会保险费的;

(四)用人单位的规章制度违反法律、法规的规定,损害劳动者权益的;

(五)因本法第二十六条第一款规定的情形致使劳动合同无效的;

(六)法律、行政法规规定劳动者可以解除劳动合同的其他情形。

用人单位以暴力、威胁或者非法限制人身自由的手段强迫劳动者劳动的,或者用人单位违章指挥、强令冒险作业危及劳动者人身安全的，劳动者可以立即解除劳动合同，不需事先告知用人单位。

第三十九条　劳动者有下列情形之一的，用人单位可以解除劳动合同：

（一）在试用期间被证明不符合录用条件的；

（二）严重违反用人单位的规章制度的；

（三）严重失职，营私舞弊，给用人单位造成重大损害的；

（四）劳动者同时与其他用人单位建立劳动关系，对完成本单位的工作任务造成严重影响，或者经用人单位提出，拒不改正的；

（五）因本法第二十六条第一款第一项规定的情形致使劳动合同无效的；

（六）被依法追究刑事责任的。

第九十条　劳动者违反本法规定解除劳动合同，或者违反劳动合同中约定的保密义务或者竞业限制，给用人单位造成损失的，应当承担赔偿责任。

第四节　《中华人民共和国民法典》相关知识

《中华人民共和国民法典》是为了保护民事主体的合法权益，调整民事关系，维护社会和经济秩序，适应中国特色社会主义发展要求，弘扬社会主义核心价值观，根据宪法而制定。民法调整平等主体的自然人、法人和非法人组织之间的人身关系和财产关系。现将《中华人民共和国民法典》中与老年人能力评估活动相关的条目列举如下。

第三条　民事主体的人身权利、财产权利以及其他合法权益受法律保护，任何组织或者个人不得侵犯。

第四条　民事主体在民事活动中的法律地位一律平等。

第五条　民事主体从事民事活动，应当遵循自愿原则，按照自己的意思设立、变更、终止民事法律关系。

第六条　民事主体从事民事活动，应当遵循公平原则，合理确定各方的权利和义务。

第七条　民事主体从事民事活动，应当遵循诚信原则，秉持诚实，恪守承诺。

第八条　民事主体从事民事活动，不得违反法律，不得违背公序良俗。

第二十一条　不能辨认自己行为的成年人为无民事行为能力人，由其法定代理人代理实施民事法律行为。

第二十二条 不能完全辨认自己行为的成年人为限制民事行为能力人，实施民事法律行为由其法定代理人代理或者经其法定代理人同意、追认；但是，可以独立实施纯获利益的民事法律行为或者与其智力、精神健康状况相适应的民事法律行为。

第二十三条 无民事行为能力人、限制民事行为能力人的监护人是其法定代理人。

第二十四条 不能辨认或者不能完全辨认自己行为的成年人，其利害关系人或者有关组织，可以向人民法院申请认定该成年人为无民事行为能力人或者限制民事行为能力人。

被人民法院认定为无民事行为能力人或者限制民事行为能力人的，经本人、利害关系人或者有关组织申请，人民法院可以根据其智力、精神健康恢复的状况，认定该成年人恢复为限制民事行为能力人或者完全民事行为能力人。

本条规定的有关组织包括：居民委员会、村民委员会、学校、医疗机构、妇女联合会、残疾人联合会、依法设立的老年人组织、民政部门等。

第二十八条 无民事行为能力或者限制民事行为能力的成年人，由下列有监护能力的人按顺序担任监护人：

（一）配偶；

（二）父母、子女；

（三）其他近亲属；

（四）其他愿意担任监护人的个人或者组织，但是须经被监护人住所地的居民委员会、村民委员会或者民政部门同意。

第三十条 依法具有监护资格的人之间可以协议确定监护人。协议确定监护人应当尊重被监护人的真实意愿。

第一百一十条 自然人享有生命权、身体权、健康权、姓名权、肖像权、名誉权、荣誉权、隐私权、婚姻自主权等权利。

第一百一十一条 自然人的个人信息受法律保护。任何组织或者个人需要获取他人个人信息的，应当依法取得并确保信息安全，不得非法收集、使用、加工、传输他人个人信息，不得非法买卖、提供或者公开他人的个人信息。

第四百六十四条 合同是民事主体之间设立、变更、终止民事法律关系的协议。

第九百九十条 人格权是民事主体享有的生命权、身体权、健康权、姓名权、名称权、肖像权、名誉权、荣誉权、隐私权等权利。

第九百九十五条 人格权受到侵害的，受害人有权依照本法和其他法律的规定请求行为人承担民事责任。受害人的停止侵害、排除妨碍、消除危险、消除影响、恢复名誉、赔礼道歉请求权，不适用诉讼时效的规定。

第一千零二条　自然人享有生命权。自然人的生命安全和生命尊严受法律保护。任何组织或者个人不得侵害他人的生命权。

第一千零三条　自然人享有身体权。自然人的身体完整和行动自由受法律保护。任何组织或者个人不得侵害他人的身体权。

第一千零四条　自然人享有健康权。自然人的身心健康受法律保护。任何组织或者个人不得侵害他人的健康权。

第一千零五条　自然人的生命权、身体权、健康权受到侵害或者处于其他危难情形的，负有法定救助义务的组织或者个人应当及时施救。

第一千零一十二条　自然人享有姓名权，有权依法决定、使用、变更或者许可他人使用自己的姓名，但是不得违背公序良俗。

第一千零一十四条　任何组织或者个人不得以干涉、盗用、假冒等方式侵害他人的姓名权或者名称权。

第一千零一十八条　自然人享有肖像权，有权依法制作、使用、公开或者许可他人使用自己的肖像。

肖像是通过影像、雕塑、绘画等方式在一定载体上所反映的特定自然人可以被识别的外部形象。

第一千零一十九条　任何组织或者个人不得以丑化、污损，或者利用信息技术手段伪造等方式侵害他人的肖像权。未经肖像权人同意，不得制作、使用、公开肖像权人的肖像，但是法律另有规定的除外。

第一千零二十四条　民事主体享有名誉权。任何组织或者个人不得以侮辱、诽谤等方式侵害他人的名誉权。

名誉是对民事主体的品德、声望、才能、信用等的社会评价。

第一千零三十二条　自然人享有隐私权。任何组织或者个人不得以刺探、侵扰、泄露、公开等方式侵害他人的隐私权。

隐私是自然人的私人生活安宁和不愿为他人知晓的私密空间、私密活动、私密信息。

第一千零三十三条　除法律另有规定或者权利人明确同意外，任何组织或者个人不得实施下列行为：

（一）以电话、短信、即时通信工具、电子邮件、传单等方式侵扰他人的私人生活安宁；

（二）进入、拍摄、窥视他人的住宅、宾馆房间等私密空间；

（三）拍摄、窥视、窃听、公开他人的私密活动；

（四）拍摄、窥视他人身体的私密部位；

（五）处理他人的私密信息；

（六）以其他方式侵害他人的隐私权。

第一千零三十四条　自然人的个人信息受法律保护。

个人信息是以电子或者其他方式记录的能够单独或者与其他信息结合识别特定自然人的各种信息，包括自然人的姓名、出生日期、身份证件号码、生物识别信息、住址、电话号码、电子邮箱、健康信息、行踪信息等。

个人信息中的私密信息，适用有关隐私权的规定；没有规定的，适用有关个人信息保护的规定。

第一千零三十五条　处理个人信息的，应当遵循合法、正当、必要原则，不得过度处理，并符合下列条件：

（一）征得该自然人或者其监护人同意，但是法律、行政法规另有规定的除外；

（二）公开处理信息的规则；

（三）明示处理信息的目的、方式和范围；

（四）不违反法律、行政法规的规定和双方的约定。

个人信息的处理包括个人信息的收集、存储、使用、加工、传输、提供、公开等。

第一千零三十八条　信息处理者不得泄露或者篡改其收集、存储的个人信息；未经自然人同意，不得向他人非法提供其个人信息，但是经过加工无法识别特定个人且不能复原的除外。

信息处理者应当采取技术措施和其他必要措施，确保其收集、存储的个人信息安全，防止信息泄露、篡改、丢失；发生或者可能发生个人信息泄露、篡改、丢失的，应当及时采取补救措施，按照规定告知自然人并向有关主管部门报告。

第五节　《中华人民共和国基本医疗卫生与健康促进法》相关知识

《中华人民共和国基本医疗卫生与健康促进法》是为了发展医疗卫生与健康事业，保障公民享有基本医疗卫生服务，提高公民健康水平，推进健康中国建设，根据宪法而制定。从事医疗卫生、健康促进及其监督管理活动，都适用于《中华人民共和国基本医疗卫生与健康促进法》。现将《中华人民共和国基本医疗卫生与健康促进法》中与老年人能力评估活动相关的条目列举如下。

第十五条　基本医疗卫生服务，是指维护人体健康所必需、与经济社会发展水平相适应、公民可公平获得的，采用适宜药物、适宜技术、适宜设备提供的疾病预防、诊断、治疗、护理和康复等服务。

第二十五条　国家发展老年人保健事业。国务院和省、自治区、直辖市人民政府应当将老年人健康管理和常见病预防等纳入基本公共卫生服务项目。

第三十二条　公民接受医疗卫生服务，对病情、诊疗方案、医疗风险、医疗费用等事项依法享有知情同意的权利。

需要实施手术、特殊检查、特殊治疗的，医疗卫生人员应当及时向患者说明医疗风险、替代医疗方案等情况，并取得其同意；不能或者不宜向患者说明的，应当向患者的近亲属说明，并取得其同意。法律另有规定的，依照其规定。

开展药物、医疗器械临床试验和其他医学研究应当遵守医学伦理规范，依法通过伦理审查，取得知情同意。

第七十条　国家组织居民健康状况调查和统计，开展体质监测，对健康绩效进行评估，并根据评估结果制定、完善与健康相关的法律、法规、政策和规划。

第七十一条　国家建立疾病和健康危险因素监测、调查和风险评估制度。县级以上人民政府及其有关部门针对影响健康的主要问题，组织开展健康危险因素研究，制定综合防治措施。

第七十六条　国家制定并实施未成年人、妇女、老年人、残疾人等的健康工作计划，加强重点人群的健康服务。

国家推动长期护理保障工作，鼓励发展长期护理保险。

第一百零一条　违反本法规定，医疗卫生机构等的医疗信息安全制度、保障措施不健全，导致医疗信息泄露，或者医疗质量管理和医疗技术管理制度、安全措施不健全的，由县级以上人民政府卫生健康等主管部门责令改正，给予警告，并处一万元以上五万元以下的罚款；情节严重的，可以责令停止相应执业活动，对直接负责的主管人员和其他直接责任人员依法追究法律责任。

第一百零二条　违反本法规定，医疗卫生人员有下列行为之一的，由县级以上人民政府卫生健康主管部门依照有关执业医师、护士管理和医疗纠纷预防处理等法律、行政法规的规定给予行政处罚：

（一）利用职务之便索要、非法收受财物或者牟取其他不正当利益；

（二）泄露公民个人健康信息；

（三）在开展医学研究或提供医疗卫生服务过程中未按照规定履行告知义务或者违反医学伦理规范。

前款规定的人员属于政府举办的医疗卫生机构中的人员的，依法给予处分。

第六节　《中华人民共和国社会保险法》相关知识

《中华人民共和国社会保险法》是为了规范社会保险关系，维护公民参加社会保险和享受社会保险待遇的合法权益，使公民共享发展成果，促进社会和谐稳定，根据宪法而制定。国家建立基本养老保险、基本医疗保险、工伤保险、失业保险、生育保险等社会保险制度，保障公民在年老、疾病、工伤、失业、生育等情况下依法从国家和社会获得物质帮助的权利。现将《中华人民共和国社会保险法》中与老年人能力评估活动相关的条目列举如下。

第三条　社会保险制度坚持广覆盖、保基本、多层次、可持续的方针，社会保险水平应当与经济社会发展水平相适应。

第四条　中华人民共和国境内的用人单位和个人依法缴纳社会保险费，有权查询缴费记录、个人权益记录，要求社会保险经办机构提供社会保险咨询等相关服务。

个人依法享受社会保险待遇，有权监督本单位为其缴费情况。

第十七条　参加基本养老保险的个人，因病或者非因工死亡的，其遗属可以领取丧葬补助金和抚恤金；在未达到法定退休年龄时因病或者非因工致残完全丧失劳动能力的，可以领取病残津贴。所需资金从基本养老保险基金中支付。

第三十条　下列医疗费用不纳入基本医疗保险基金支付范围：

（一）应当从工伤保险基金中支付的；

（二）应当由第三人负担的；

（三）应当由公共卫生负担的；

（四）在境外就医的。

医疗费用依法应当由第三人负担，第三人不支付或者无法确定第三人的，由基本医疗保险基金先行支付。基本医疗保险基金先行支付后，有权向第三人追偿。

第三十五条　用人单位应当按照本单位职工工资总额，根据社会保险经办机构确定的费率缴纳工伤保险费。

第三十六条　职工因工作原因受到事故伤害或者患职业病，且经工伤认定的，享受工伤保险待遇；其中，经劳动能力鉴定丧失劳动能力的，享受伤残待遇。

工伤认定和劳动能力鉴定应当简捷、方便。

第三十七条　职工因下列情形之一导致本人在工作中伤亡的，不认定为工伤：

（一）故意犯罪；

（二）醉酒或者吸毒；

（三）自残或者自杀；

（四）法律、行政法规规定的其他情形。

第三十八条　因工伤发生的下列费用，按照国家规定从工伤保险基金中支付：

（一）治疗工伤的医疗费用和康复费用；

（二）住院伙食补助费；

（三）到统筹地区以外就医的交通食宿费；

（四）安装配置伤残辅助器具所需费用；

（五）生活不能自理的，经劳动能力鉴定委员会确认的生活护理费；

（六）一次性伤残补助金和一至四级伤残职工按月领取的伤残津贴；

（七）终止或者解除劳动合同时，应当享受的一次性医疗补助金；

（八）因工死亡的，其遗属领取的丧葬补助金、供养亲属抚恤金和因工死亡补助金；

（九）劳动能力鉴定费。

第七节　《中华人民共和国消防法》相关知识

《中华人民共和国消防法》是为了预防火灾和减少火灾危害，加强应急救援工作，保护人身、财产安全，维护公共安全而制定的法律。现将《中华人民共和国消防法》中与老年人能力评估活动相关的条目列举如下。

第二条　消防工作贯彻预防为主、防消结合的方针，按照政府统一领导、部门依法监管、单位全面负责、公民积极参与的原则，实行消防安全责任制，建立健全社会化的消防工作网络。

第五条　任何单位和个人都有维护消防安全、保护消防设施、预防火灾、报告火警的义务。任何单位和成年人都有参加有组织的灭火工作的义务。

第十六条　机关、团体、企业、事业等单位应当履行下列消防安全职责：

（一）落实消防安全责任制，制定本单位的消防安全制度、消防安全操作规程，制定灭火和应急疏散预案；

（二）按照国家标准、行业标准配置消防设施、器材，设置消防安全标志，并定期组织检验、维修，确保完好有效；

（三）对建筑消防设施每年至少进行一次全面检测，确保完好有效，检测记录应当完整准确，存档备查；

（四）保障疏散通道、安全出口、消防车通道畅通，保证防火防烟分区、防火间距符合消防技术标准；

（五）组织防火检查，及时消除火灾隐患；

（六）组织进行有针对性的消防演练；

（七）法律、法规规定的其他消防安全职责。

单位的主要负责人是本单位的消防安全责任人。

第二十六条　建筑构件、建筑材料和室内装修、装饰材料的防火性能必须符合国家标准；没有国家标准的，必须符合行业标准。

人员密集场所室内装修、装饰，应当按照消防技术标准的要求，使用不燃、难燃材料。

第二十八条　任何单位、个人不得损坏、挪用或者擅自拆除、停用消防设施、器材，不得埋压、圈占、遮挡消火栓或者占用防火间距，不得占用、堵塞、封闭疏散通道、安全出口、消防车通道。人员密集场所的门窗不得设置影响逃生和灭火救援的障碍物。

第四十四条　任何人发现火灾都应当立即报警。任何单位、个人都应当无偿为报警提供便利，不得阻拦报警。严禁谎报火警。

人员密集场所发生火灾，该场所的现场工作人员应当立即组织、引导在场人员疏散。

任何单位发生火灾，必须立即组织力量扑救。邻近单位应当给予支援。

消防队接到火警，必须立即赶赴火灾现场，救助遇险人员，排除险情，扑灭火灾。

第六十八条　人员密集场所发生火灾，该场所的现场工作人员不履行组织、引导在场人员疏散的义务，情节严重，尚不构成犯罪的，处五日以上十日以下拘留。

第七十三条　本法下列用语的含义：

（一）消防设施，是指火灾自动报警系统、自动灭火系统、消火栓系统、防烟排烟系统以及应急广播和应急照明、安全疏散设施等。

（二）消防产品，是指专门用于火灾预防、灭火救援和火灾防护、避难、逃生的产品。

（三）公众聚集场所，是指宾馆、饭店、商场、集贸市场、客运车站候车室、客运码头候船厅、民用机场航站楼、体育场馆、会堂以及公共娱乐场所等。

（四）人员密集场所，是指公众聚集场所，医院的门诊楼、病房楼，学校的教学楼、图书馆、食堂和集体宿舍，养老院，福利院，托儿所，幼儿园，公共图书馆的阅览室，公共展览馆、博物馆的展示厅，劳动密集型企业的生产加工车间和员工集体宿舍，旅游、宗教活动场所等。

参考文献

[1] 宋岳涛. 老年综合评估[M]. 2版. 北京：中国协和医科大学出版社，2019.

[2] 田兰宁. 走进变老的世界：老年人能力评估基础操作指南[M]. 北京：中国社会出版社，2016.

[3] 卢桂珍. 老年健康照护[M]. 天津：天津大学出版社，2008.

[4] 刘晓红，陈彪. 老年医学[M]. 3版. 北京：人民卫生出版社，2020.

[5] 费尔德曼. 发展心理学：人的毕生发展[M]. 6版. 苏彦捷，邹丹，译. 北京：世界图书出版公司北京公司，2013.

[6] 陆林. 沈渔邨精神病学[M]. 6版. 北京：人民卫生出版社，2018.

[7] 迪特里克. 老年社会工作：生理、心理及社会方面的评估与干预[M]. 2版. 隋玉杰，译. 北京：中国人民大学出版社，2008.

[8] 许冬梅，邵静. 精神科护理风险评估手册[M]. 北京：中国医药科技出版社，2019.

[9] 郑洁皎. 老年康复学[M]. 北京：人民卫生出版社，2018.

[10] 黄晓琳，燕铁斌. 康复医学[M]. 6版. 北京：人民卫生出版社，2018.

[11] 黄岩松，李敏. 老年健康照护（临床案例版）[M]. 武汉：华中科技大学出版社，2017.

[12] 许虹，李冬梅. 养老护理师资培训教程[M]. 北京：人民卫生出版社，2018.

[13] 李丽珠. "医养结合"老年护理服务手册[M]. 太原：山西经济出版社，2014.

[14] 陈家伦. 临床内分泌学[M]. 上海：上海科学技术出版社，2011.

[15] 宁光. 内分泌学高级教程[M]. 北京：中华医学电子音像出版社，2016.

[16] 胡秀英. 老年护理手册[M]. 2版. 北京：科学出版社，2015.

[17] 化前珍. 老年护理学[M]. 3版. 北京：人民卫生出版社，2012.

[18] 周中苏，刘复林，唐广良. 老年安全护理与风险防范[M]. 北京：科学技术文献出版社，2018.

[19] 孙红，尚少梅. 老年长期照护规范与指导[M]. 北京：人民卫生出版社，2018.

[20] 杨莘, 程云. 老年专科护理 [M]. 北京: 人民卫生出版社, 2019.

[21] 董碧蓉. 老年照护者手册 [M]. 成都: 四川大学出版社, 2016.

[22] 麦休尼斯. 社会学 [M]. 14 版. 风笑天, 译. 北京: 中国人民大学出版社, 2015.

[23] 高桂云, 郭琦. 医学伦理学概论 [M]. 北京: 中国社会科学出版社, 2009.

[24] 王明旭, 赵明杰. 医学伦理学 [M]. 5 版. 北京: 人民卫生出版社, 2018.

[25] 田国勇. 消防与安全 [M]. 成都: 四川省出版集团, 2009.

[26] 陈飚. 医学伦理学 [M]. 2 版. 南京: 江苏凤凰科学技术出版社, 2018.

[27] 龚玉秀, 方珏. 医学伦理学 [M]. 2 版. 北京: 清华大学出版社, 2018.

[28] 陈涛. 老年社会学 [M]. 北京: 中国社会出版社, 2009.

[29] 张明园, 何燕玲. 精神科评定量表手册 [M]. 长沙: 湖南科学技术出版社, 2015.

[30] 彭丹涛, 张占军. 神经心理认知量表操作指南 [M]. 北京: 人民卫生出版社, 2015.

[31] 戈德布鲁姆. 精神科临床评估技巧 [M]. 王学义, 译. 北京: 北京大学医学出版社, 2010.

[32] 陈雪萍, 姚蕴伍, 杜丽萍. 养老机构老年护理服务规范和评价标准 [M]. 杭州: 浙江大学出版社, 2011.

[33] 董碧蓉. 新概念老年医学 [M]. 北京: 北京大学医学出版社, 2015.

[34] 陈孝平, 汪建平, 赵继宗. 外科学 [M]. 9 版. 北京: 人民卫生出版社, 2018.

[35] 杨延宗, 杜建玲. 实用老年内科学 [M]. 北京: 华龄出版社, 2010.

[36] 汪耀. 实用老年病学 [M]. 北京: 人民卫生出版社, 2014.

[37] 王辰, 王建安. 内科学 [M]. 3 版. 北京: 人民卫生出版社, 2015.

[38] 成蓓, 曾尔亢. 老年病学 [M]. 3 版. 北京: 科学出版社, 2018.

[39] 北京协和医院. 老年医学诊疗常规 [M]. 北京: 人民卫生出版社, 2012.

[40] 王再谟. 老年消化病 [M]. 北京: 人民军医出版社, 2007.

[41] 白勇, 邵玉普. 药学专业知识（二）[M]. 西安: 世界图书出版西安有限公司, 2017.

[42] 中国老年医学学会高血压分会, 国家老年疾病临床医学研究中心中国老年心血管疾病防治联盟. 中国老年高血压管理指南（2019）[M]. 北京: 人民卫生出版社, 2019.

［43］国家老年医学中心，中华医学会老年医学分会，中国老年保健协会糖尿病专业委员会. 中国老年糖尿病诊疗指南（2021年版）［J］. 中华糖尿病杂志，2021，13（1）：14-46. DOI：10.3760/cma.j.cn115791-20201209-00707.

［44］认知训练中国专家共识写作组，中国医师协会神经内科医师分会认知障碍疾病专业委员会，唐毅，朱祖德. 认知训练中国专家共识［J］. 中华医学杂志，2019，99（1）.

［45］GB/T 16432—2016 中华人民共和国国家标准《康复辅助器具　分类和术语》

［46］MZ/T 039—2013 中华人民共和国民政行业标准《老年人能力评估》